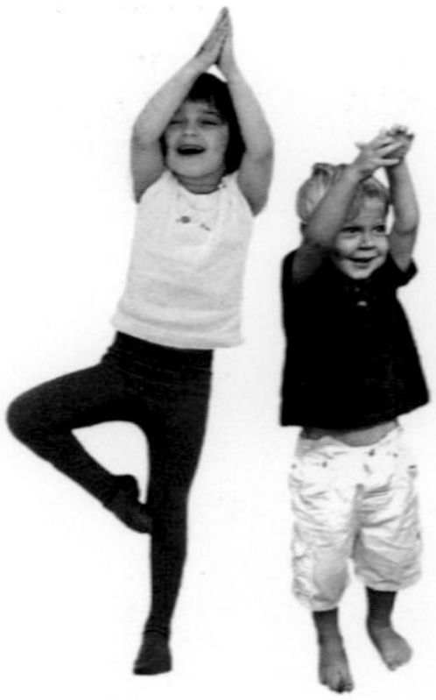

À Céleste et Orson.

Le secret d'un monde meilleur vit dans le cœur de nos enfants.

Avec gratitude envers mes maîtres de yoga,
Baba Muktananda et Gurumayi Chidvilasananda.

Pour être tenu au courant de nos publications, envoyez vos coordonnées à :
edition@laplage.fr

Bien que l'auteur se soit assuré que les postures présentées dans ce livre sont sans danger pour la pratique à la maison, veuillez écouter votre corps et n'exercer que celles qui sont confortables pour vous. Si vous avez des problèmes de santé ou des doutes au sujet des postures qui vous conviennent, veuillez consulter votre médecin ou votre praticien de santé avant d'essayer les exercices présentés ici.

ISBN : 978-2-84221-381-7

Avec la collaboration de Nadja Begny, Michel Roudier, Bernard et Danièle Didier

Conception graphique : David Cosson – dazibaocom.com
Relecture et correction : Clémentine Bougrat
Photogravure : Atelier Six, Montpellier
Imprimé sur du papier issu de forêts gérées durablement,à Barcelone,
sur les presses de Beta (SP), imprimeur labellisé pour ses pratiques
respectueuses de l'environnement.

FSC
MIXTE
Papier
FSC® C112206

bones practiques ambientals
buenas practicas ambientales

YOGA
POUR MAMAN, PAPA ET MOI
Postures à deux pour s'amuser en famille

Teressa Asencia

éditions la plage

SOMMAIRE

INTRODUCTION

Dans les textes sacrés du yoga, un dicton dit : « Si le corps est faible, si les veines et les nerfs sont faibles, si vous manquez de force vitale, comment pouvez-vous retirer la moindre joie de la vie ? ». Peu importe ce que nous possédons dans la vie, si nous n'avons pas un corps sain, comment pouvons-nous l'apprécier ? Partout, les gens se rendent compte que la base de tout bonheur est la santé. Le stress du monde actuel nous pousse à rechercher les techniques anciennes et simples du yoga, qui nourrissent le corps, régénèrent l'esprit et créent un sentiment d'unité avec toutes les personnes que nous rencontrons.

La science du yoga a été développée il y a cinq mille ans, quand les sages anciens sont spontanément entrés dans des postures de yoga pendant leur méditation. Le mot yoga signifie « joug » ou « union » : c'est l'art d'unir l'âme individuelle à l'âme universelle. C'est aussi une des formes les plus complètes d'exercice physique pour des personnes de tous âges. Il implique des postures et des techniques de respiration qui, tout en détendant le corps et en rajeunissant les organes internes, tonifient les muscles, apaisent le système nerveux, activent le corps et calment l'esprit. Certaines postures améliorent la digestion et la circulation, régulent le système glandulaire. D'autres augmentent l'endurance, inspirent le courage moral et rendent l'esprit plus fort.

Avec les tensions inhérentes à la vie moderne, des millions de personnes se tournent vers le yoga pour améliorer leur santé, leur bien-être, et réduire leur stress. Grâce à la popularité croissante de cet art ancien, les cours de yoga sont rapidement devenus très fréquentés et des écoles de yoga ouvrent dans des villes du monde entier.

Le yoga devient également populaire dans l'éducation. Il fait maintenant partie du programme d'éducation physique dans les écoles de nombreux pays. Quelques établissements ont déjà formé des professeurs pour inclure le yoga dans la salle de classe. Il aide les étudiants à se concentrer et libérer leurs tensions, particulièrement quand ils sont sous pression. Des études scientifiques ont prouvé que la pratique du yoga unifie les deux côtés du cerveau, permettant à l'information et à la connaissance d'y entrer plus profondément. Le recours au yoga pour réduire le stress et améliorer l'apprentissage devient de plus en plus fréquent dans les établissements éducatifs à travers le monde.

Les efforts demandés par la vie moderne ainsi que le climat de concurrence dans le travail et les études épuisent les ressources intérieures des personnes de tous âges. Cela favorise le besoin des techniques simples du yoga pour améliorer notre vie quotidienne.

Traditionnellement, le yoga est un exercice solitaire. Ce livre en présente une nouvelle forme pleine de créativité, conçue pour être pratiquée avec un partenaire. Il montre des personnes de différents pays et de tous âges faisant du yoga en famille ou avec leurs proches, pour dissoudre le stress et améliorer leur santé tout en enrichissant leurs relations. Cela démontre que le yoga peut être pratiqué par n'importe qui, n'importe quand, n'importe où.

Cette approche innovatrice de l'art ancien du yoga invite à employer l'appui et le contrepoids créés en pratiquant les postures à deux. Cela permet d'entrer plus profondément dans les postures que si l'on pratique seul. Les postures soutenues ont un effet psychologique puissant. Elles sont reposantes, rajeunissantes et tonifient le corps avec un effort minimum. Elles nourrissent le système nerveux et augmentent l'efficacité du système glandulaire, améliorant la santé physique et mentale. Cette nouvelle forme créatrice de yoga permet à deux personnes d'explorer de nouvelles façons de se soutenir mutuellement. Cela renforce leur pratique et permet de dépasser leurs rôles habituels, tout en se rapprochant plus profondément.

Chacun des six chapitres de cet ouvrage présente une série complète de yoga avec partenaire. Bien que les photos montrent des âges et des relations bien spécifiques, toutes ces postures sont universelles et peuvent être pratiquées par des personnes de tous âges.

Les séries présentées dans ce livre introduisent la pratique du yoga dans tous les aspects de la vie quotidienne et dans tous les types de relations humaines. En incorporant ces exercices dans leur programme quotidien, les personnes de tous les âges, de toutes les cultures et de toutes les capacités physiques peuvent améliorer leur qualité de vie, leurs relations ainsi que leur bien-être physique et mental.

CONSEILS POUR LA PRATIQUE À LA MAISON

Veuillez attendre deux heures après avoir mangé pour pratiquer le yoga. Écoutez votre corps et ne forcez pas au point de vous faire mal. Le secret du yoga est de se concentrer sur le souffle, qui permet au corps de se détendre davantage à chaque expiration. Les femmes enceintes doivent consulter leur médecin ou un professeur de yoga spécialisé dans le yoga prénatal, et ne jamais pratiquer de postures qui exercent une pression sur l'abdomen. Pendant leurs règles, les femmes ne doivent pas pratiquer les postures inversées. Avec un partenaire, respectez toujours les limites de chacun.

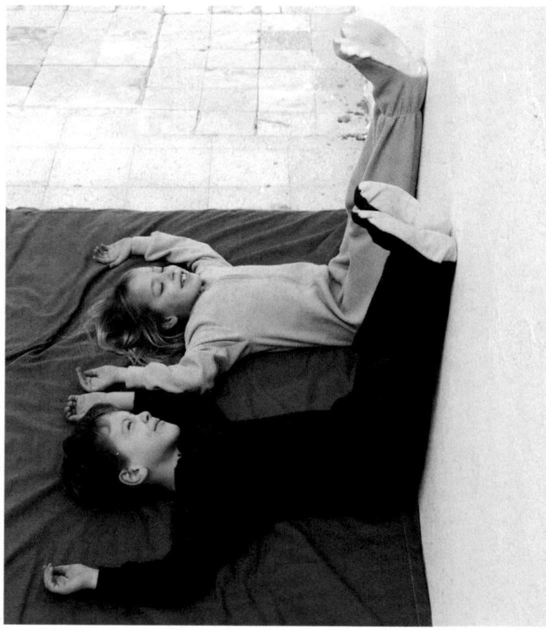

POUR COMMENCER

APPRENDRE À RESPIRER

LE DOUBLE CACTUS POUR SAVOIR BIEN RESPIRER

Allongez-vous sur le dos, les fesses et l'arrière des jambes contre le mur. Pliez les bras au niveau des coudes et levez les mains pour vous reposer dans la forme d'un cactus, les paumes tournées vers le ciel.

Inspirez profondément et sentez le souffle gonfler votre ventre comme un ballon. Sur l'expiration, laissez votre ventre se dégonfler complètement, comme si tout l'air était sorti du ballon.

À la prochaine inspiration, gonflez d'abord le ventre, puis la cage thoracique. En expirant, votre ventre se dégonfle, puis votre cage thoracique.

Encore une fois, inspirez profondément. Laissez d'abord votre ventre se gonfler, puis votre cage thoracique. Maintenant, sentez votre poitrine s'ouvrir et votre sternum s'élever.

Expirez longuement, en laissant d'abord votre ventre se dégonfler, puis votre cage thoracique et enfin votre poitrine.

Continuez ainsi pendant trois respirations profondes. Observez l'abdomen, la cage thoracique et la poitrine se gonfler complètement à chaque inspiration, et se dégonfler à chaque expiration.

« Comment vous sentez-vous ?

– J'ai l'impression que mon ballon devient de plus en plus gros à chaque respiration.

– Je me sens calme comme un cactus. »

Quand vous êtes prêt à sortir de la posture du cactus, roulez lentement sur le côté extérieur et reposez-vous pendant quelques minutes.

LES BIENFAITS :

Cette respiration profonde en trois parties est un exercice de respiration du yoga classique. Elle augmente la capacité respiratoire, apaise le système nerveux, nourrit physiquement et émotionnellement. La posture du cactus calme le corps et l'esprit. La circulation inversée du sang permet au cœur de se reposer, tranquillise l'esprit et est très apaisante pour les jambes fatiguées.

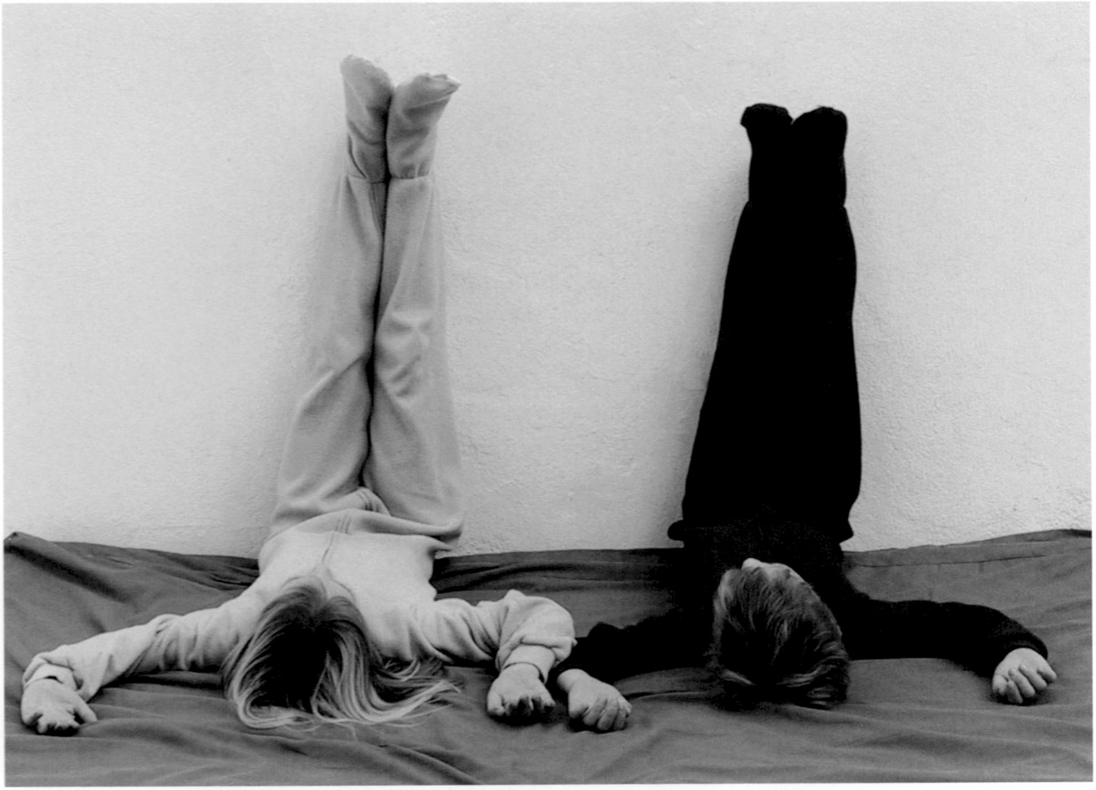

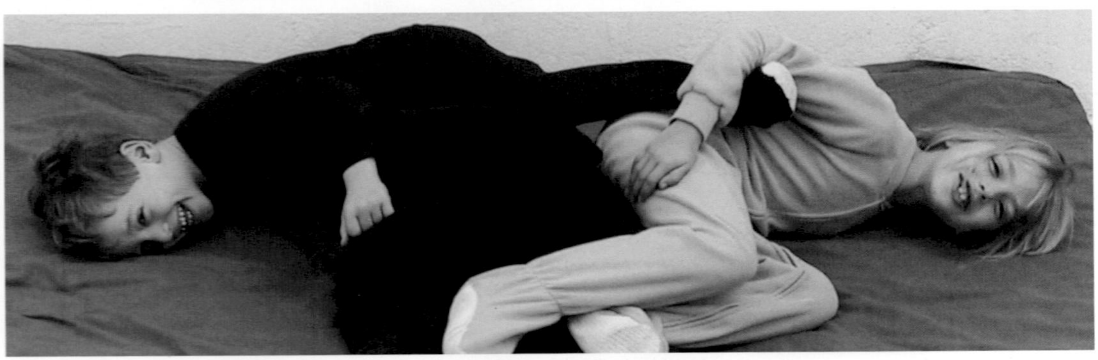

RESPIRER ENSEMBLE

Asseyez-vous face à face, jambes croisées. Levez les bras et tenez-vous par les poignets. Inspirez profondément et sentez le souffle ouvrir votre corps et le remplir d'énergie.

Expirez ensemble longuement, lentement. Sur la prochaine inspiration, visualisez le souffle pénétrant par le sommet de votre tête et descendant jusqu'au bas de votre colonne vertébrale. Retenez le souffle pendant un moment et concentrez-vous sur votre coccyx. En expirant lentement, visualisez le souffle remontant à travers chaque vertèbre et sortant par le sommet de votre tête.

Reposez-vous pendant quelques respirations, tout en continuant à synchroniser votre souffle avec celui de mamie.

« Pendant que votre souffle monte et descend le long de votre colonne vertébrale, sentez-vous une expansion intérieure ?

– J'ai l'impression que ma colonne vertébrale grandit.

– Je sens le souffle créer un espace entre chaque vertèbre. »

LES BIENFAITS :

Cet exercice de respiration simple permet à la colonne vertébrale de trouver son alignement correct et prépare le corps pour les postures de yoga. La technique qui consiste à faire monter et descendre le souffle dans la colonne vertébrale stimule les milliers de terminaisons nerveuses qui y sont situées et qui affectent chaque partie du corps. Elle unit également *ida* et *pingala*, les deux canaux subtils de la colonne vertébrale, ce qui amplifie notre sentiment d'unité.

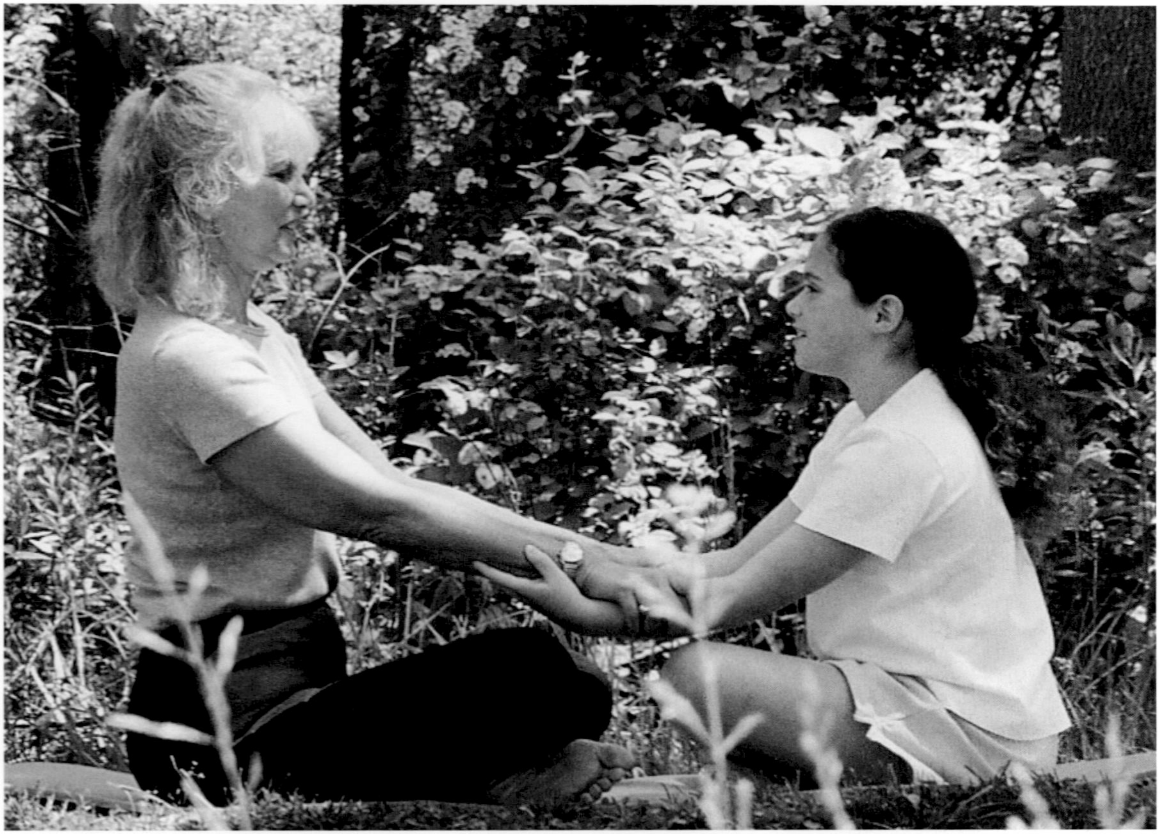

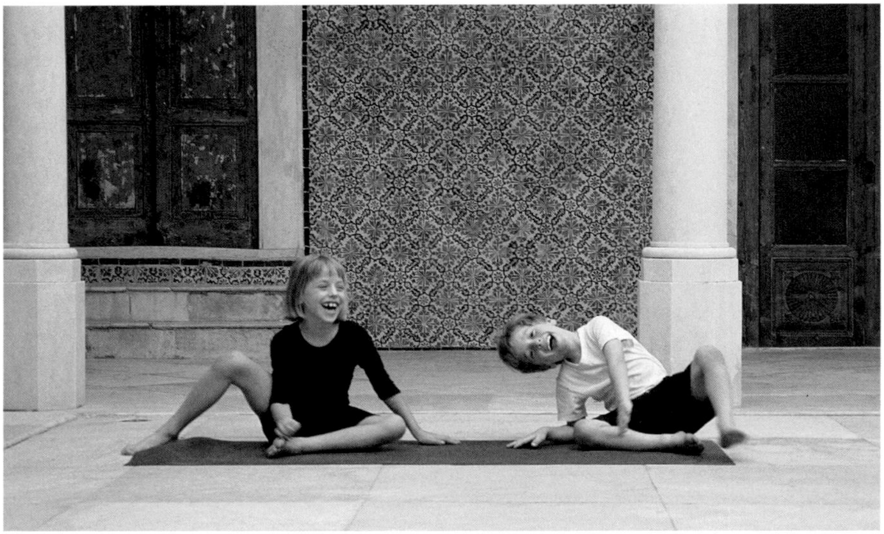

« Tu as entendu parler du yoga ?
– Maman dit qu'il faut être souple comme une pâte à bretzels pour faire du yoga !
– J'adore les bretzels. Allons-y. »

CHAPITRE 1
L'AMITIÉ

Quand tu es heureux, l'amour rayonne de toi comme la lumière du soleil.

« Le regard pacifié par le pouvoir de l'harmonie et de la joie profonde, nous percevons la vie à l'intérieur des choses. »
William Wordsworth

Cette série de postures de hatha yoga alliant soutien et équilibre à deux est conçue pour découvrir la joie, qui est notre véritable nature. Chaque posture de yoga révèle son « rasa », ou nectar qui lui est propre. Cette délicieuse série d'étirements et de postures stimulantes est conçue pour développer la souplesse, la force et la concentration, et inspire un profond sentiment d'amitié, en nous transportant à la source de la joie qui est toujours à l'intérieur de nous.

LE VOILIER

Asseyez-vous face à face, les jambes allongées et largement écartées.

Placez vos plantes de pied contre celles de votre partenaire ; tendez le bras gauche et tenez-vous par la main.

Maintenant, déployez vos voiles en étirant votre bras droit vers l'arrière ; tournez la tête pour regarder votre main droite et tirez doucement le bras de votre partenaire. Très bien !

Fermez les yeux et imaginez que vous naviguez au milieu de l'océan bleu.

« Je me sens en pleine forme !

– Tu sens le vent dans tes voiles ? »

LES BIENFAITS :

L'étirement du voilier ouvre les articulations des épaules, étire les muscles des bras et allonge la colonne vertébrale. La torsion permet un massage doux de tous les organes abdominaux.

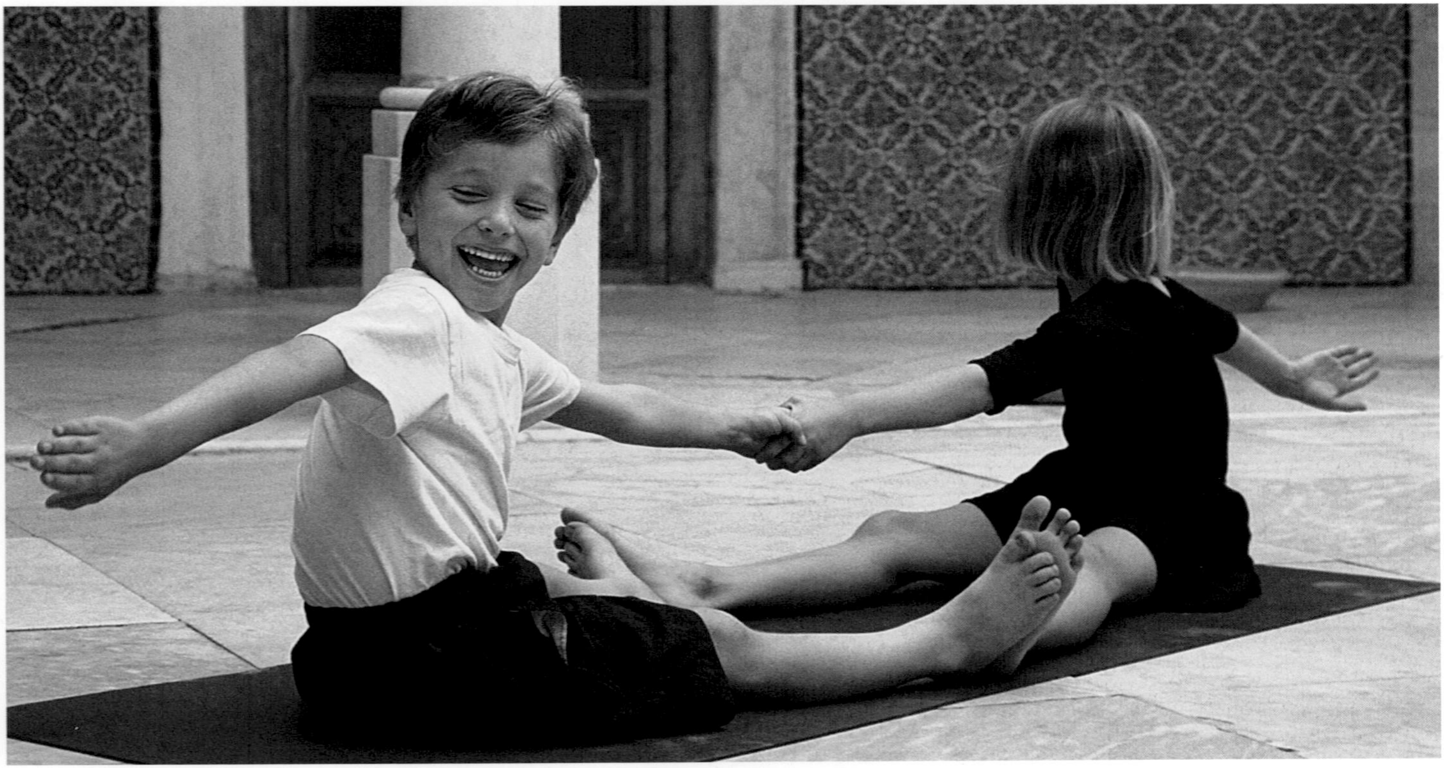

Les deux oiseaux

Asseyez-vous face à face. Pliez une jambe devant vous, genou au sol, et allongez l'autre jambe derrière vous.

Le tronc redressé et tourné vers l'avant, placez les paumes des mains contre celles de votre partenaire. Tendez les bras et pressez doucement les mains les unes contre les autres.

Imaginez que vous avez des racines qui vont profondément dans la terre. Inspirez en dilatant la poitrine et en étirant la colonne vertébrale vers le haut. Super !

« Comment vous sentez-vous ?

– Je me sens comme une plante qui pousse à toute vitesse.

– Je me sens comme un oiseau très heureux. »

LES BIENFAITS :

La posture de l'oiseau est une posture classique du yoga pour assouplir les hanches. La pression des mains contre celles du partenaire crée une ouverture plus profonde dans les articulations des hanches, vous permettant d'aller plus profondément dans la posture, chose que vous ne pourriez faire tout seul.
Cette posture étire également la colonne vertébrale et fortifie les bras.

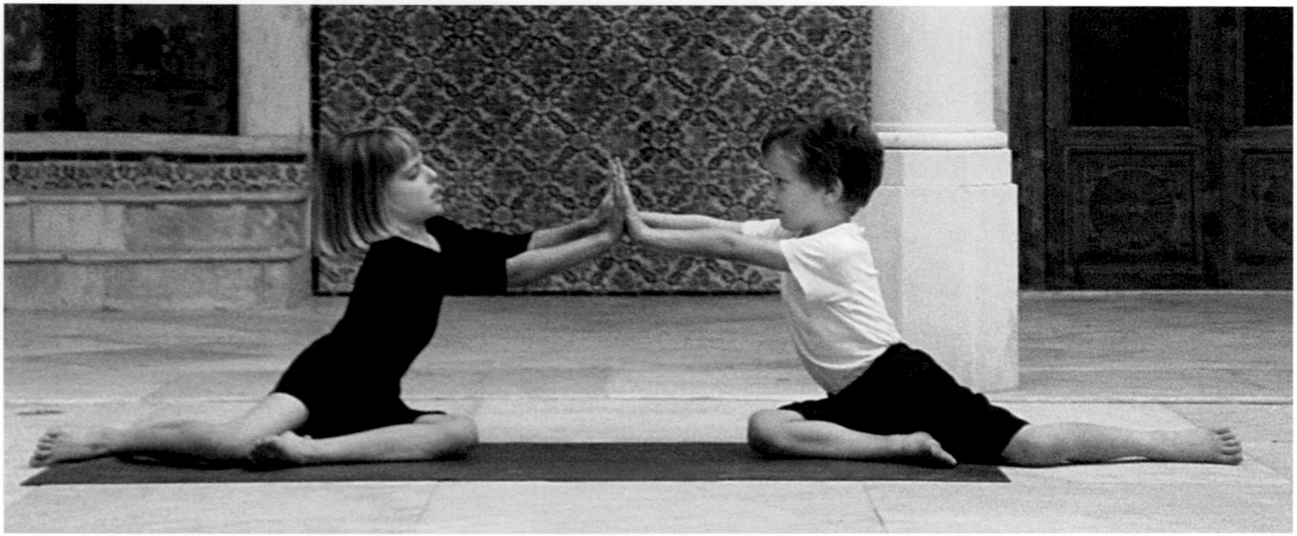

LE BATEAU

Asseyez-vous face à face, jambes tendues devant vous et légèrement écartées, plante des pieds contre plante des pieds.

Prenez les mains de votre partenaire et, en tendant les bras, soulevez lentement vos jambes en continuant à presser vos plantes de pied les unes contre les autres.

« Je n'y arrive pas !

– Si, tu peux. Pousse mes pieds exactement comme je le fais ! »

Étirez la colonne vertébrale vers le haut, tout en continuant à presser vos pieds et à tendre doucement vos bras pour maintenir l'équilibre. Bravo !

« On a réussi !

– On s'est bien amusé ! »

LES BIENFAITS :

La posture du bateau tonifie les muscles des jambes ainsi que la sangle abdominale. Elle développe également l'équilibre, la stabilité et la concentration.

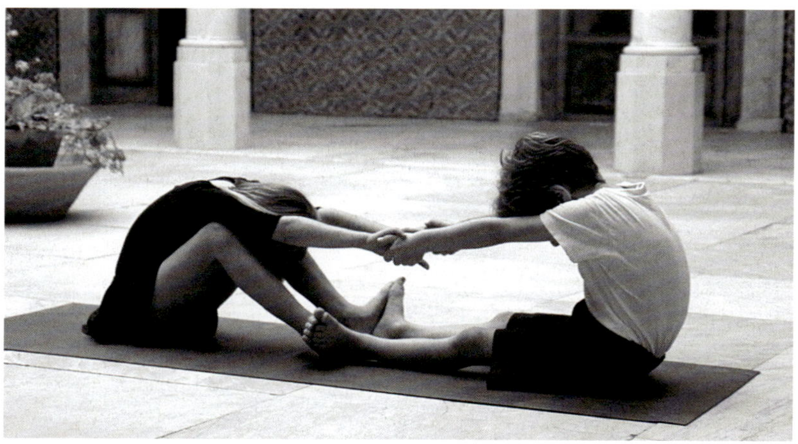

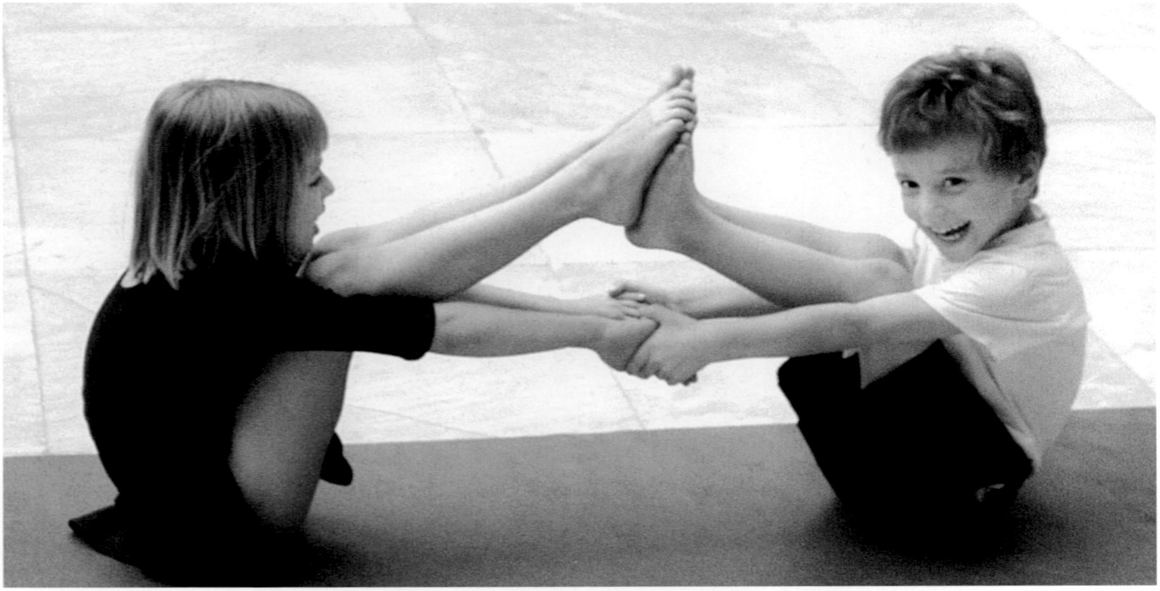

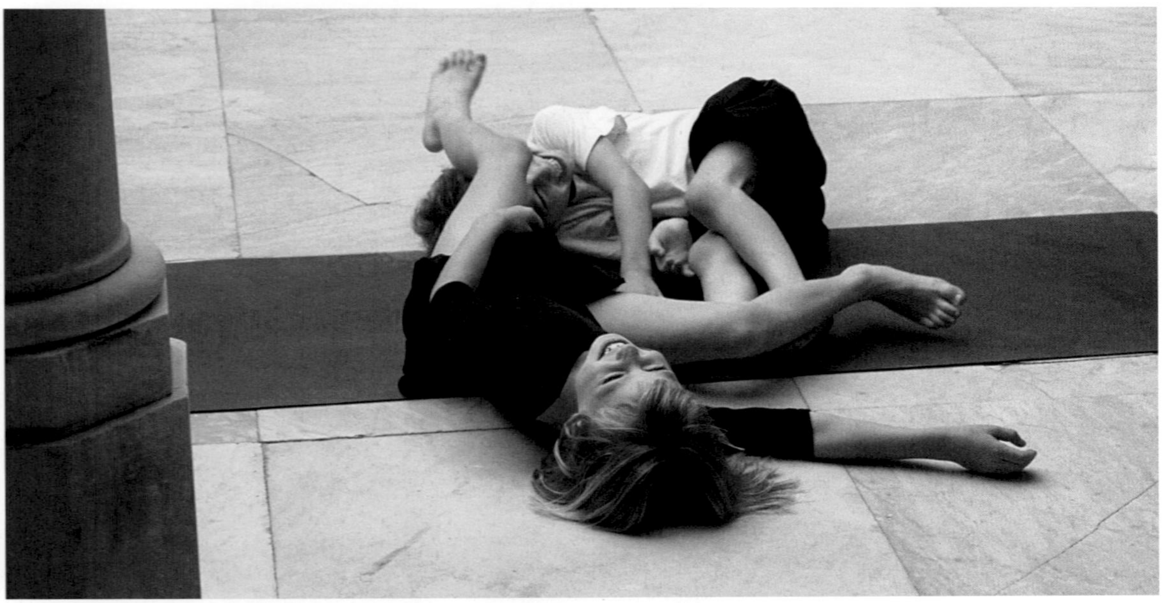

LA TABLE

Partenaire n° 1 : mettez-vous à quatre pattes puis asseyez-vous sur les talons, le front au sol. Maintenez la posture, bras fléchis de chaque côté de la tête, paume des mains sur le sol.

Cette position est appelée la posture de l'enfant et servira de base à de nombreuses autres postures.

Partenaire n° 2 : asseyez-vous doucement sur le bassin de votre partenaire, coccyx contre coccyx. Puis déroulez votre dos sur le sien. Inspirez profondément en étirant vos bras derrière la tête, dans le prolongement du corps.

Placez les mains l'une sur l'autre, paumes tournées vers le haut. Expirez lentement en étirant vos jambes et placez la plante des pieds sur le sol.

Maintenez la posture, inspirez profondément et expirez longuement plusieurs fois.

« Comment vous sentez-vous ?

– Mon corps est tranquille comme une montagne.

– Mon souffle coule comme une rivière. »

LES BIENFAITS :

Pour le partenaire n° 1, cette posture étire les lombaires et masse la colonne vertébrale. Pour le partenaire n° 2, elle ouvre les épaules et la cage thoracique. La posture de l'enfant, posture classique de yoga, apporte calme et apaisement.

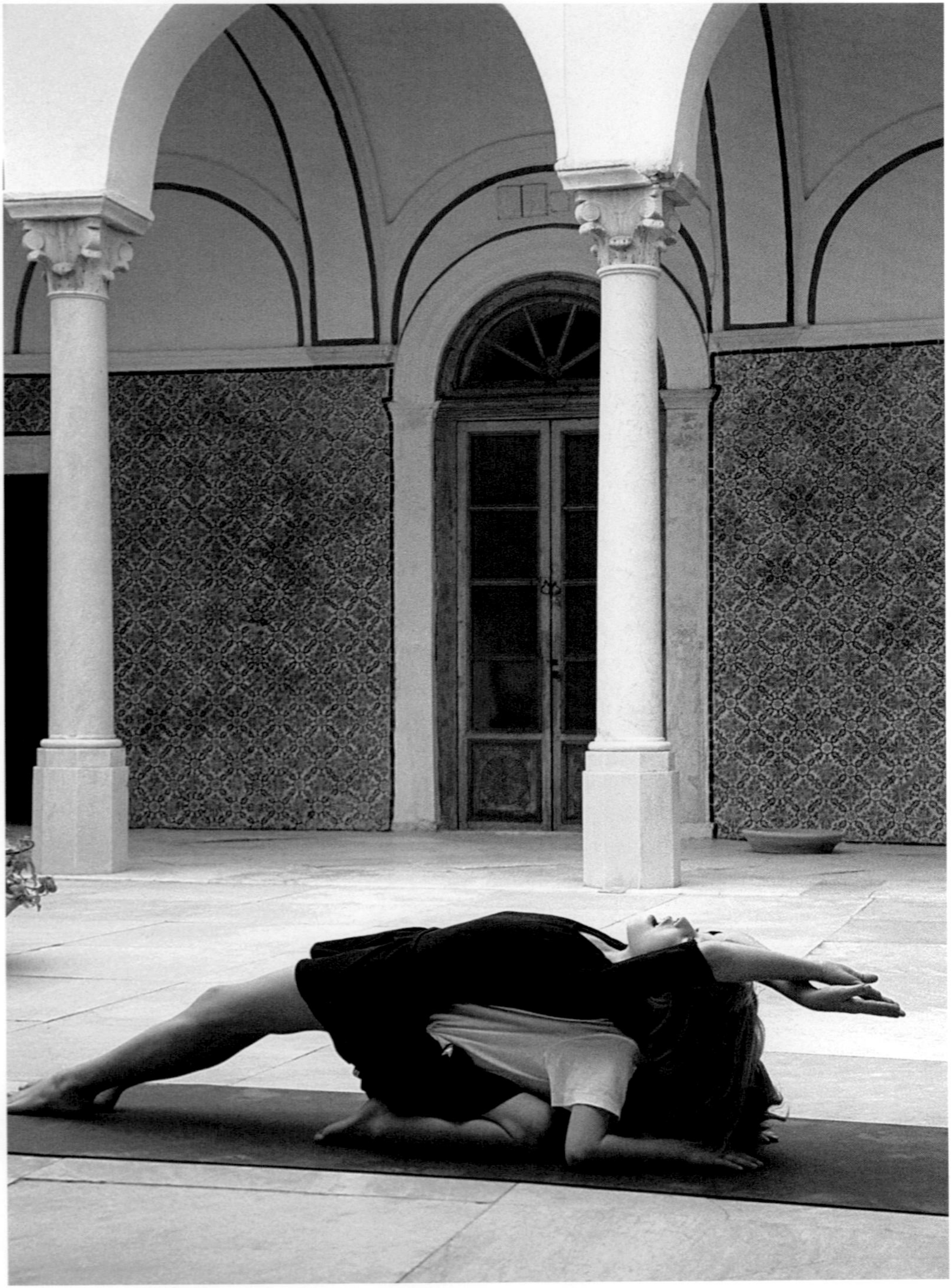

LE CHAMEAU

Partenaire n° 1 : allongez-vous sur le dos et fléchissez les genoux vers la poitrine.

Partenaire n° 2 : mettez-vous à genoux devant votre partenaire, en lui tournant le dos. Placez vos pieds de chaque côté de ses hanches. Puis, tout doucement, calez votre dos contre ses pieds et détendez-vous.

Inspirez en gonflant la poitrine, pendant que votre partenaire pousse doucement ses pieds contre votre dos et vous permet de vous ouvrir encore plus.

Fermez les yeux et imaginez que vous traversez le désert sur un grand chameau.

« Quelle est la différence entre un chameau et un dromadaire ?

– Le chameau a deux bosses et le dromadaire en a une seule.

– Peut-être devrions-nous appeler cette pose la posture du dromadaire ! »

LES BIENFAITS :

La posture du chameau est une posture traditionnelle de yoga qui tonifie le foie, le pancréas et les reins. Cette variante, pratiquée à deux, favorise l'expansion de la poitrine, le redressement des épaules et du dos avec un minimum d'effort. La posture donne un massage aux omoplates et aux trapèzes, créant une bonne détente du chakra du cœur au centre de la poitrine. Elle fortifie également les muscles des jambes et les abdominaux du partenaire couché sur le sol.

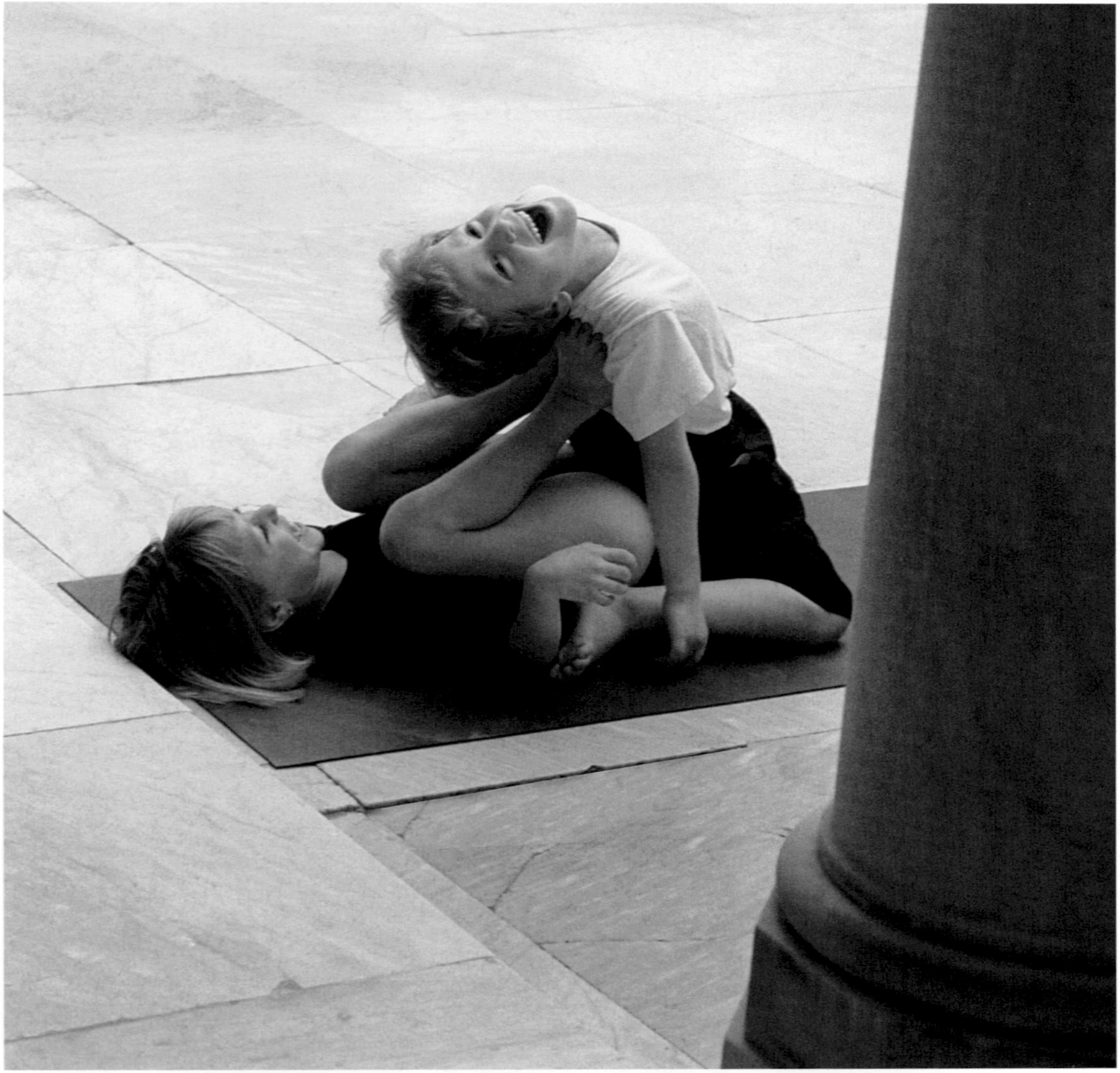

La navette spatiale

Commencez par vous asseoir l'un contre l'autre, la jambe intérieure étirée vers l'avant. Pliez la jambe extérieure, genou au sol, et placez la plante du pied contre la cuisse de la jambe tendue.

Tenez-vous par la main qui se trouve au milieu et tendez le bras devant vous. En même temps, étirez l'autre bras vers l'arrière, en saisissant la main de votre partenaire. Continuez à respirer profondément, et étirez-vous vers le haut en poussant le sommet de la tête vers le ciel. Sentez combien ce double étirement des bras ouvre les épaules et vous permet d'allonger davantage votre colonne vertébrale.

Fermez les yeux et, tout en respirant profondément, imaginez que vous grandissez de plus en plus.

« Nous voilà partis pour un voyage dans l'espace !

– Oui, active le télétransporteur ! »

LES BIENFAITS :

Cette posture assouplit les articulations des épaules, étire les bras et développe l'esprit d'équipe.

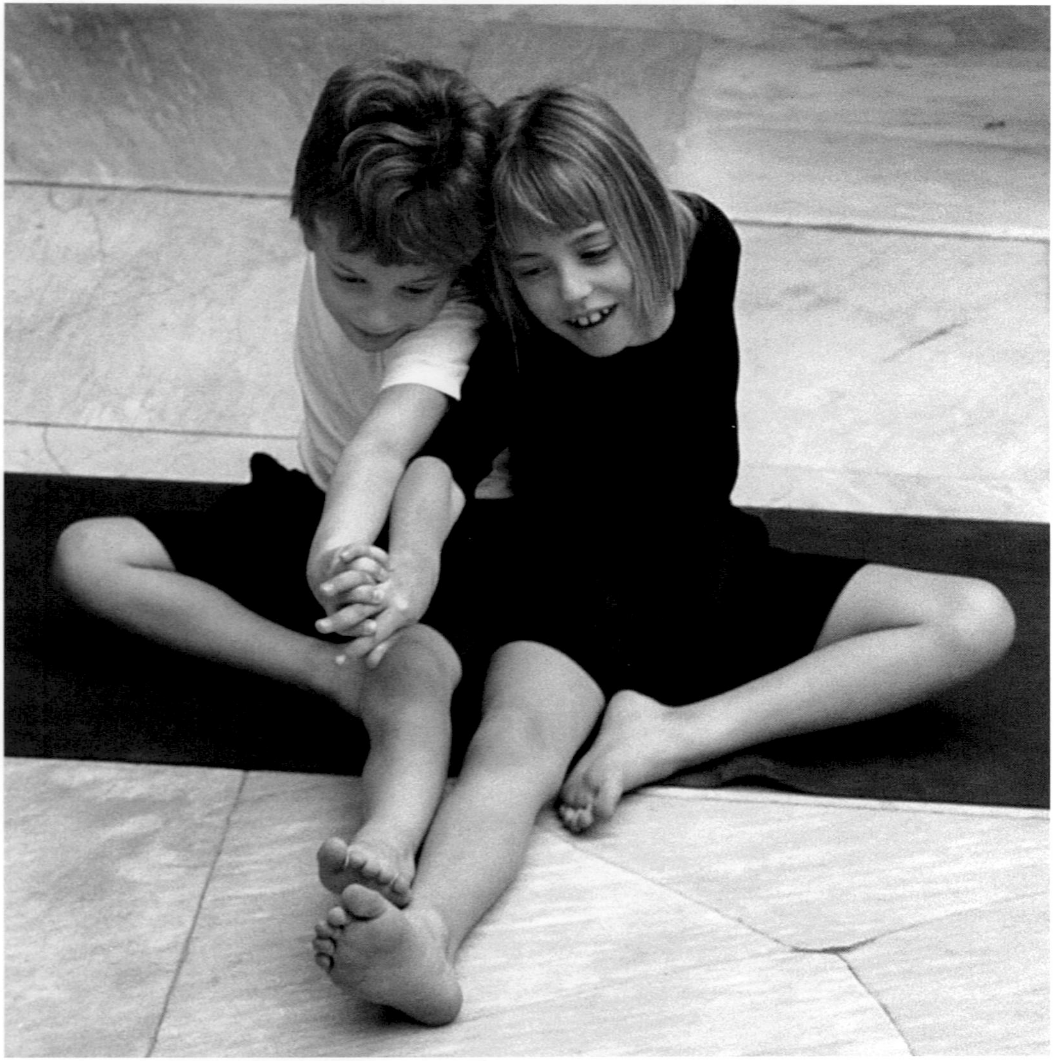

LES DEUX GRENOUILLES SUR UN LOTUS

Asseyez-vous face à face, en position accroupie, fessier sur les talons. Tendez les bras et tenez-vous par les mains. Relâchez la tête et étirez les bras le long des oreilles, en respirant profondément. Sentez le souffle s'allonger jusqu'au bas du dos.

Maintenant, concentrez-vous sur le coccyx à la base de votre colonne vertébrale et imaginez que vous avez une lourde queue. Expirez longuement, en repoussant doucement le bassin vers le sol et en tendant les bras.

Sentez-vous vos hanches s'ouvrir, votre colonne vertébrale et vos épaules s'étirer ?

Fermez les yeux et imaginez que vous êtes aussi léger qu'une grenouille assise sur une fleur de lotus.

« Faisons comme si nous flottions sur une belle feuille de lotus sur l'étang de mamie.

– Coa… coa ! »

LES BIENFAITS :

Cette posture libère les hanches, assouplit les articulations des épaules et allonge la colonne vertébrale, créant de l'espace entre les vertèbres.

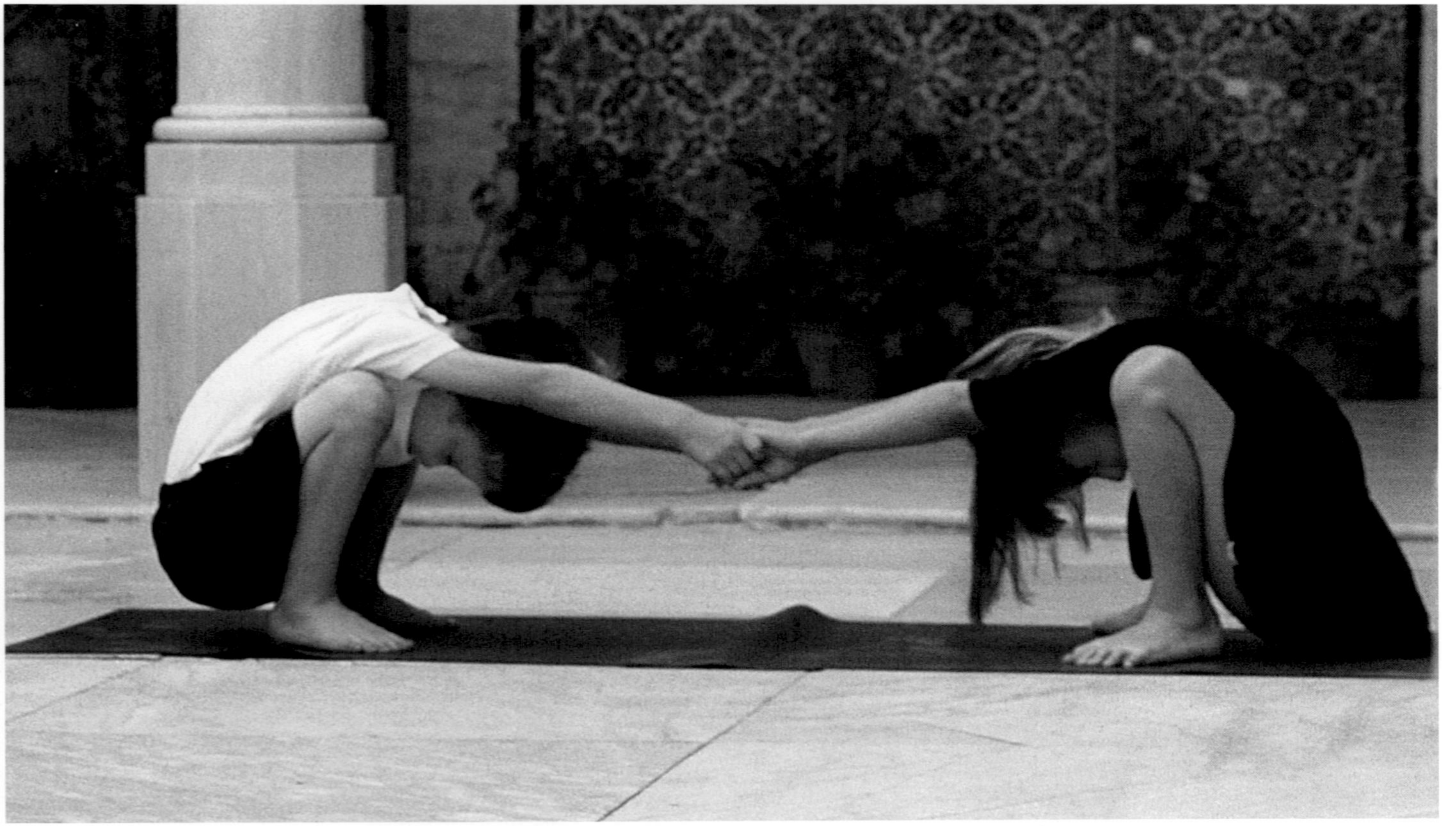

LE PONT D'AVIGNON

Mettez-vous debout, face à face. En expirant, fléchissez doucement le tronc vers l'avant, à partir de la taille, et prenez les mains de votre partenaire.

Continuez à vous tenir par les mains et reculez lentement, en effectuant quelques petits pas en arrière, jusqu'à ce que vos bras soient tendus contre vos oreilles, dans le prolongement du corps. Respirez et sentez le souffle descendre le long de la colonne vertébrale, vers les jambes, jusqu'aux pieds.

Imaginez que vos jambes sont aussi fortes que l'acier et sentez votre colonne vertébrale s'étirer. Maintenez la posture, en inspirant profondément et en expirant longuement. À chaque expiration, relâchez vos épaules.

Sentez-vous que cette posture libère vos épaules, étire la colonne vertébrale et rend vos jambes fortes ?

« Mes jambes sont aussi solides que le pont d'Avignon !

– On dirait que mes bras s'allongent. »

LES BIENFAITS :

Cette posture d'étirement produit un relâchement unique au niveau de la ceinture scapulaire. Pratiquée à deux, elle crée une ouverture puissante dans les articulations des épaules, libérant la tension dans les trapèzes et le dos. Elle fortifie également les jambes et développe la confiance.

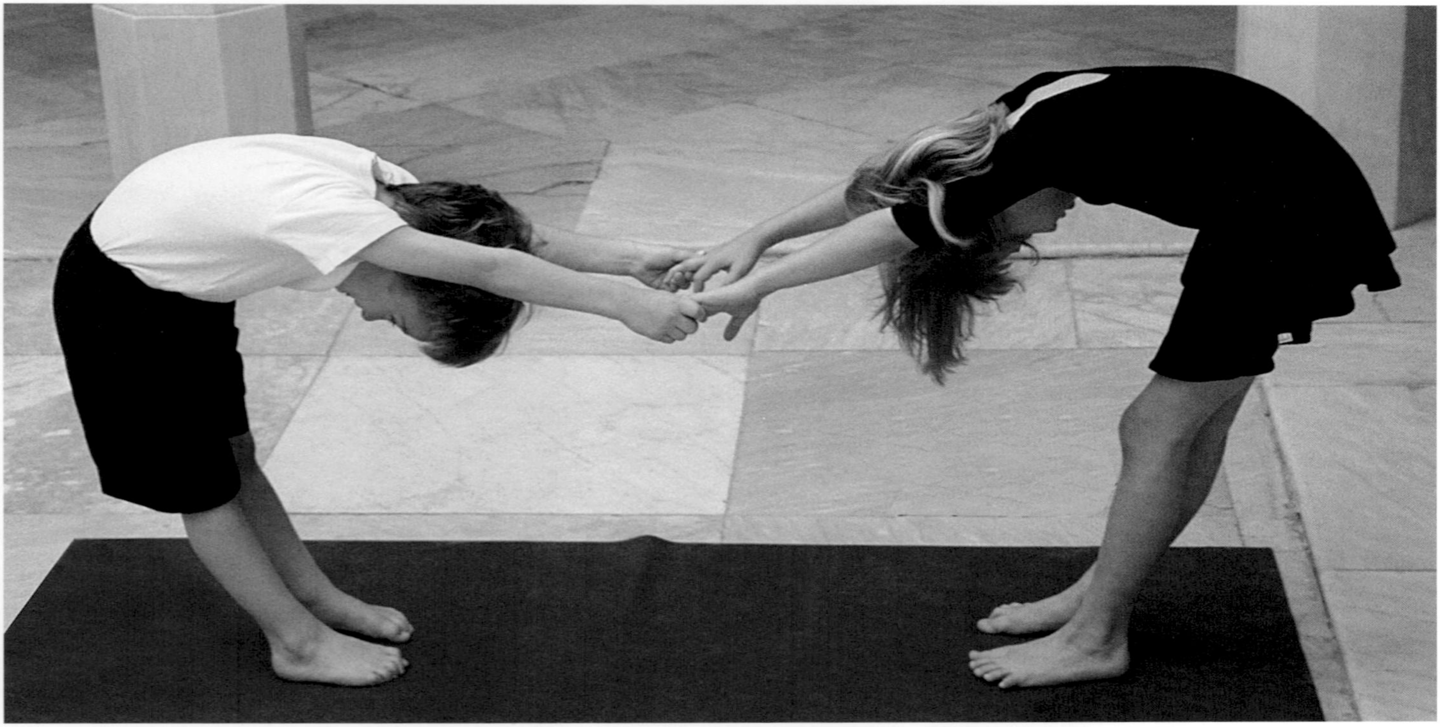

LE CHIEN

Partenaire n° 1 : mettez-vous à quatre pattes, sur les mains et les genoux. Retournez vos orteils, tendez les bras et les jambes et montez le bassin pour former un V à l'envers. Maintenez cette posture et respirez profondément.

Partenaire n° 2 : placez-vous debout près des mains de votre partenaire, le dos tourné. Avec beaucoup de précaution, asseyez-vous doucement et allongez-vous lentement sur son dos. Détendez-vous dans la posture, en laissant tomber votre tête en arrière et en laissant vos bras pendre sur les côtés.

Gardez la posture et respirez ensemble.

« Comment vous sentez-vous ?

– Je me sens en pleine forme !

– Changeons de position, à ton tour d'être dessus ! »

LES BIENFAITS :

La posture du chien, posture classique de yoga, apaise le cœur et régénère le corps. Elle tonifie et renforce tout le squelette. L'afflux de sang vers la tête nourrit le cerveau et calme le mental. Cette posture étire également la colonne vertébrale et les muscles du dos, en soulageant la compression entre les vertèbres. La posture effectuée par le partenaire n° 2 détend et régénère le corps, nourrit le système nerveux et renforce l'efficacité du système glandulaire. Dans cette position, les organes intérieurs sont détendus et massés.

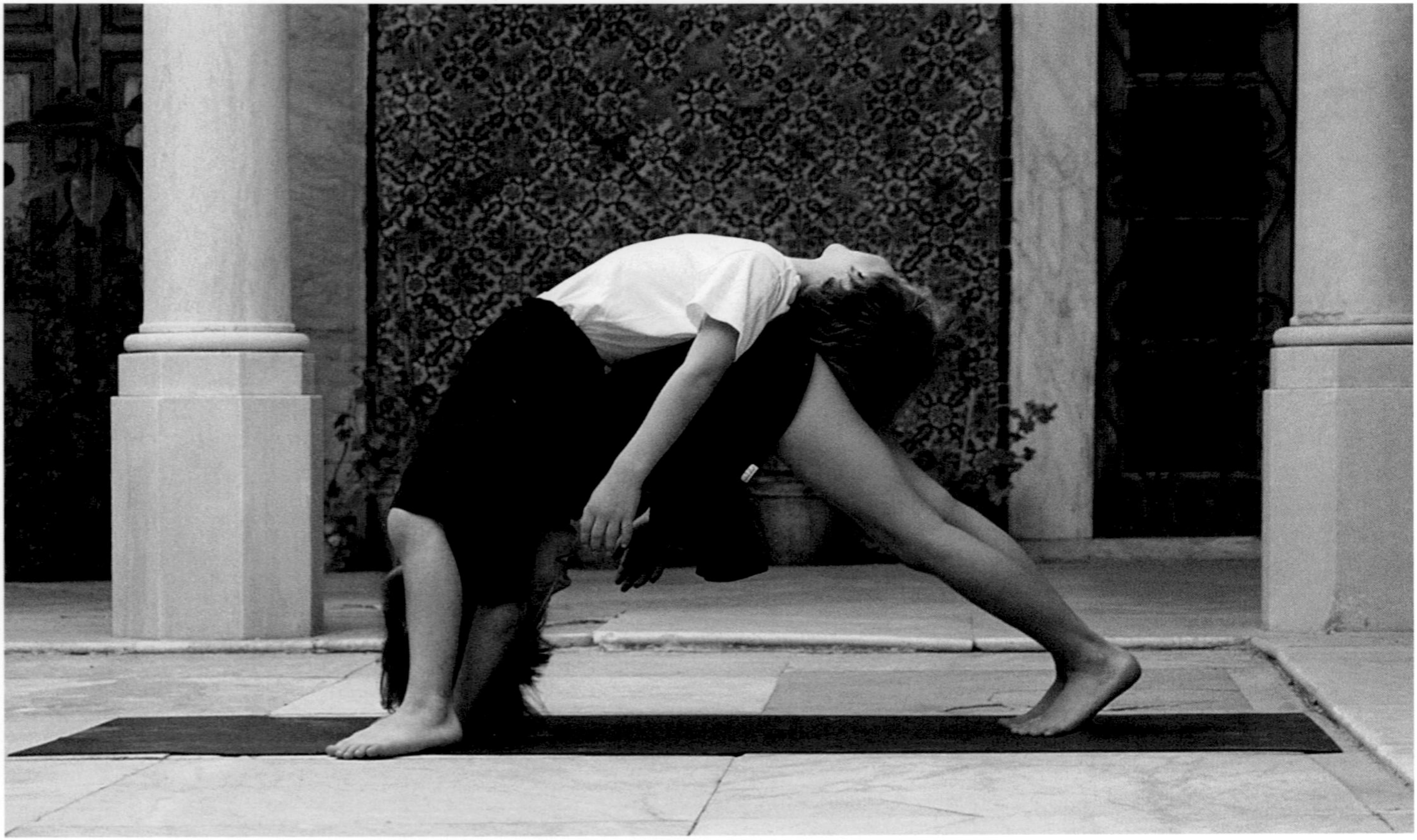

Le diamant

Asseyez-vous face à face, les jambes largement écartées et les plantes de pied l'une contre l'autre.

Tenez-vous par la main gauche, puis tendez le bras droit et, en le croisant sous le bras gauche, essayez d'attraper votre pied gauche. Pliez légèrement le genou si nécessaire.

Maintenez la posture pendant trois respirations profondes. Avec chaque inspiration, sentez votre colonne vertébrale s'étirer. À chaque expiration, tirez doucement la main de votre partenaire et sentez les articulations de vos hanches se détendre, vous permettant ainsi d'étirer un peu plus la main droite vers votre pied gauche.

Au bout de trois respirations, lâchez doucement votre pied et redressez-vous. Fermez les yeux et observez les sensations de votre corps.

« Vous sentez-vous plus grand à l'intérieur ?

– Je sens de l'espace dans mes hanches.

– J'ai l'impression que ma colonne vertébrale est plus longue. »

LES BIENFAITS :

La posture du diamant étire les muscles à l'arrière des jambes et le bas du dos, libère les articulations des hanches et assouplit celles des épaules. La flexion vers l'avant a un effet reposant et calmant sur le corps et l'esprit.

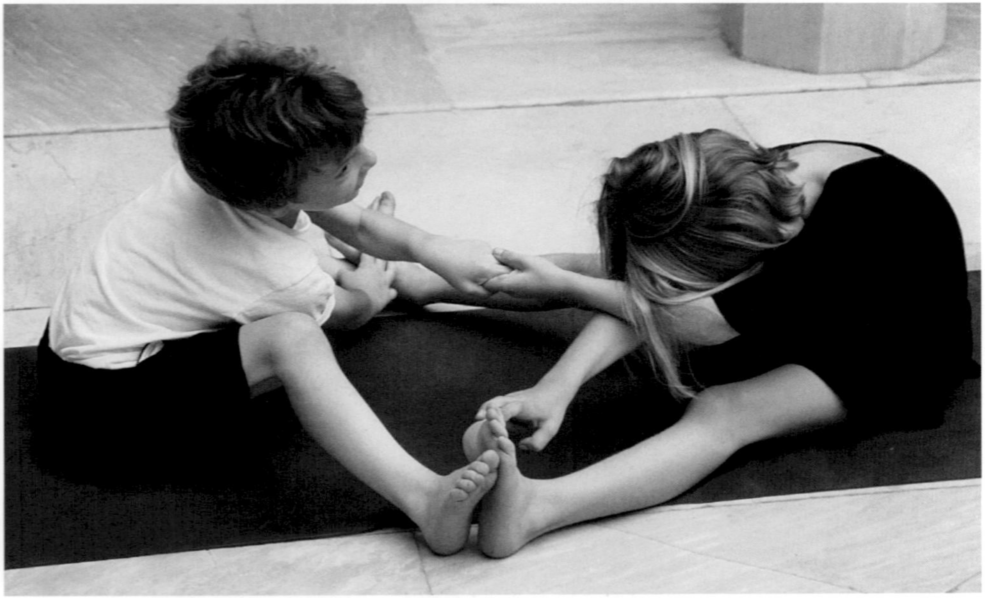

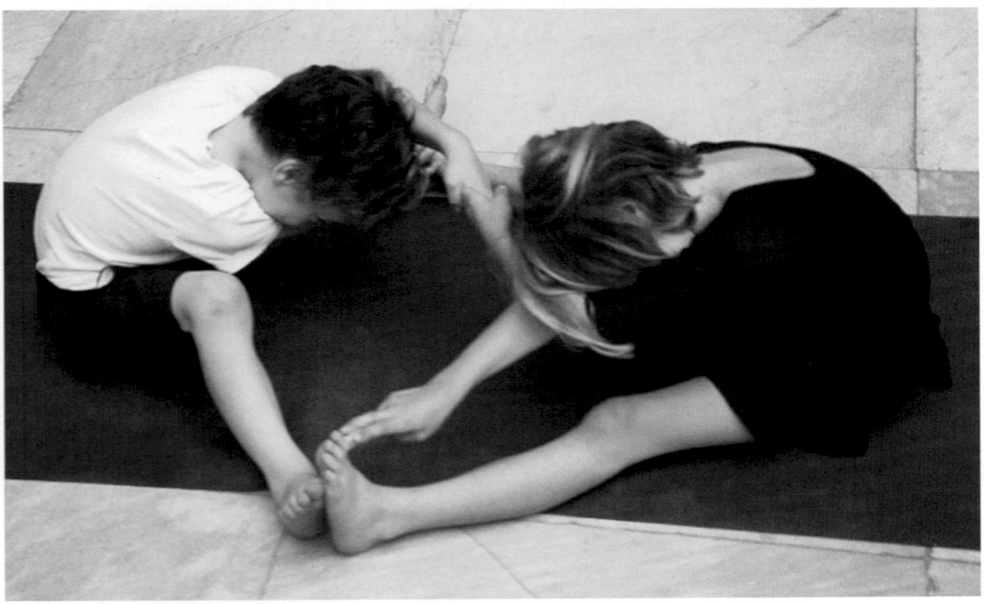

LE SCARABÉE ENDORMI

Allongez-vous sur le dos face à face, jambes pliées sur le ventre, genoux vers la poitrine. Avancez-vous l'un vers l'autre jusqu'à ce que vos fessiers se touchent. Maintenant, levez les jambes à la verticale et laissez-les reposer contre celles de votre partenaire.

Fermez les yeux et imaginez une fenêtre dans l'espace entre vos sourcils. Ouvrez la fenêtre et inspirez profondément. Expirez longuement. Sentez le mouvement subtil du souffle sortir de la fenêtre entre vos sourcils.

Maintenez la posture pendant plusieurs respirations profondes et imaginez une nouvelle façon de voir en gardant les yeux fermés.

« Ma maman appelle ça l'intuition.

– Je me sens si bien ! »

LES BIENFAITS :

Cette posture reposante soulage les jambes fatiguées et régénère le corps et l'esprit. L'afflux de sang vers la tête apaise le cœur et le système nerveux, et irrigue le haut du corps. La concentration sur l'espace entre les sourcils, parfois appelé le troisième œil, développe l'intuition. La pratique de cette posture avec un partenaire nourrit intérieurement et crée un sentiment d'harmonie et d'union.

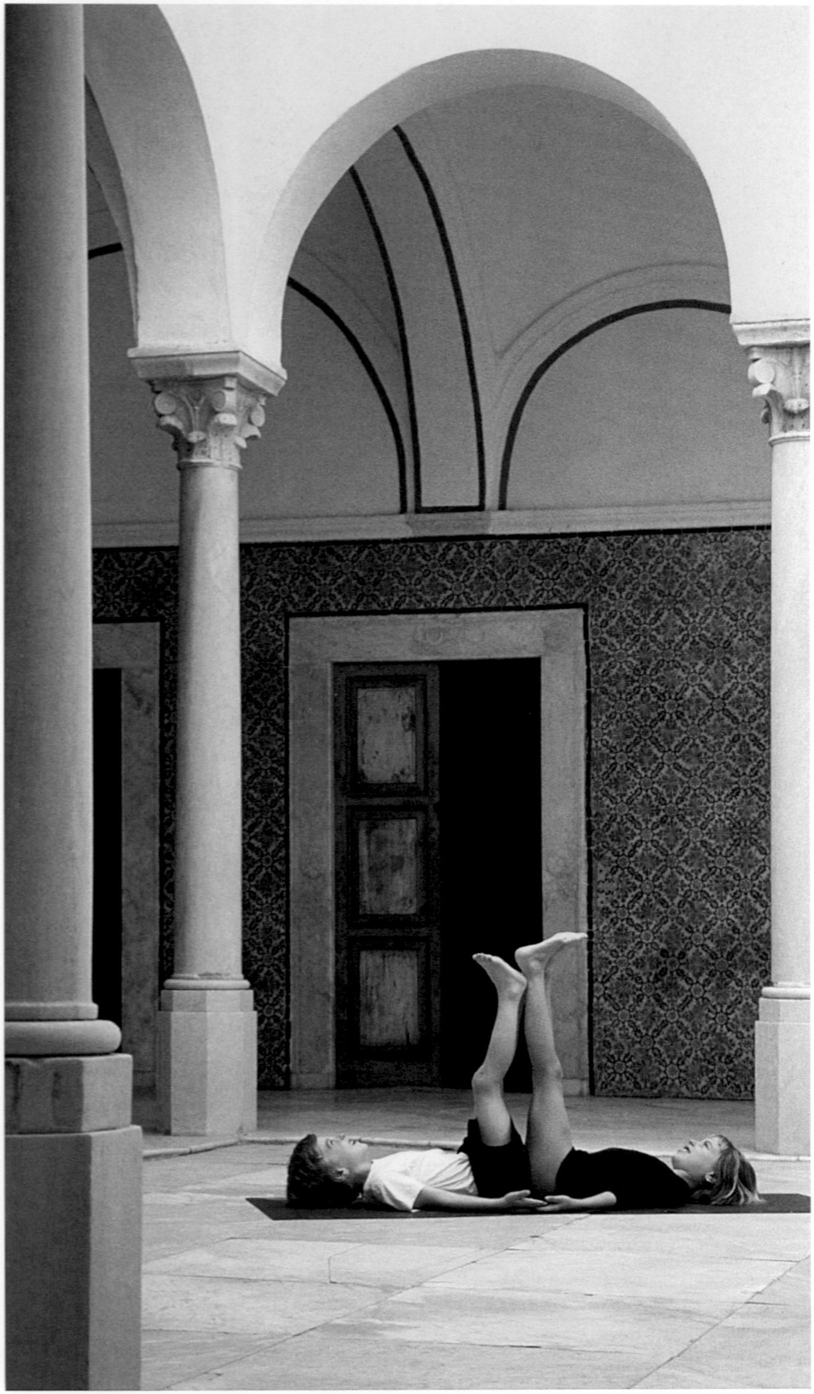

Contemplation

Rappelez-vous un moment où vous vous êtes senti complètement heureux. Concentrez-vous sur cette expérience de joie intense. Suivez maintenant ce sentiment à l'intérieur de votre cœur. Expérimentez comment la joie vit dans l'espace le plus profond de vous-même.

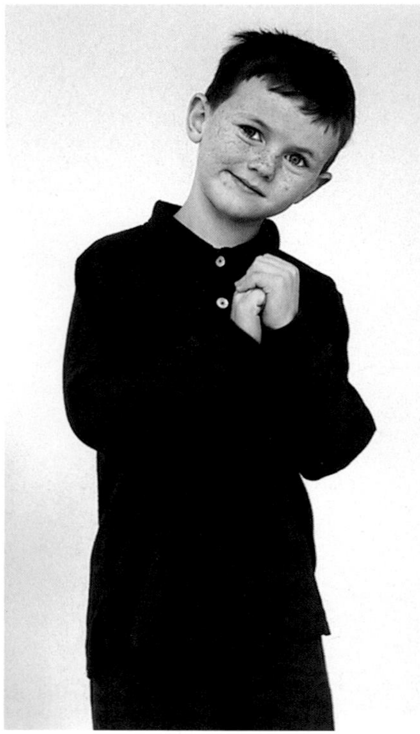 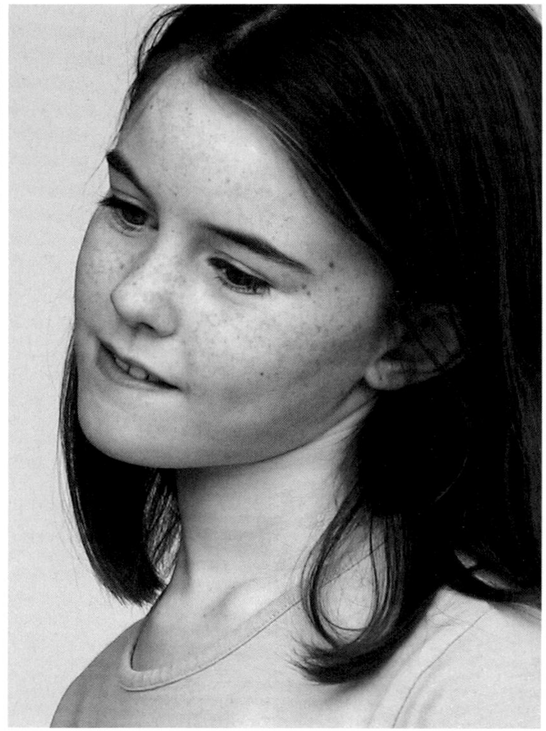

« Je n'aime pas l'idée de monter sur les autres !
– Essaie et tu verras. »

CHAPITRE 2
JOUER AVEC LE YOGA

Tu peux être jeune, mais tu n'es pas petit.

« Ce que nous avons déjà vécu et ce qui nous attend est insignifiant, comparé à ce qui demeure à l'intérieur de nous. »
Ralph Waldo Emerson

Cette série de postures à deux permet aux enfants de faire l'expérience de leur potentiel intérieur. Avec cette pratique créative à deux, chaque partenaire apporte son soutien et sa force pour l'épanouissement du corps, de l'esprit et du cœur. Ces postures dynamiques et amusantes donnent aux enfants plus de force et de souplesse, développent la concentration et stimulent les capacités créatives innées en chaque enfant.

LA POSTURE FACILE

Asseyez-vous dos à dos, les jambes croisées. Respirez avec votre partenaire.

Inspirez et sentez votre corps s'emplir d'énergie. Expirez doucement. À chaque respiration, sentez votre colonne vertébrale s'étirer. Continuez ainsi pendant un instant.

« C'est vraiment une posture très facile.

– Oui, elle porte bien son nom ! »

LES BIENFAITS :

C'est une posture classique du yoga, qui allonge la colonne vertébrale, ralentit le métabolisme et calme l'esprit.

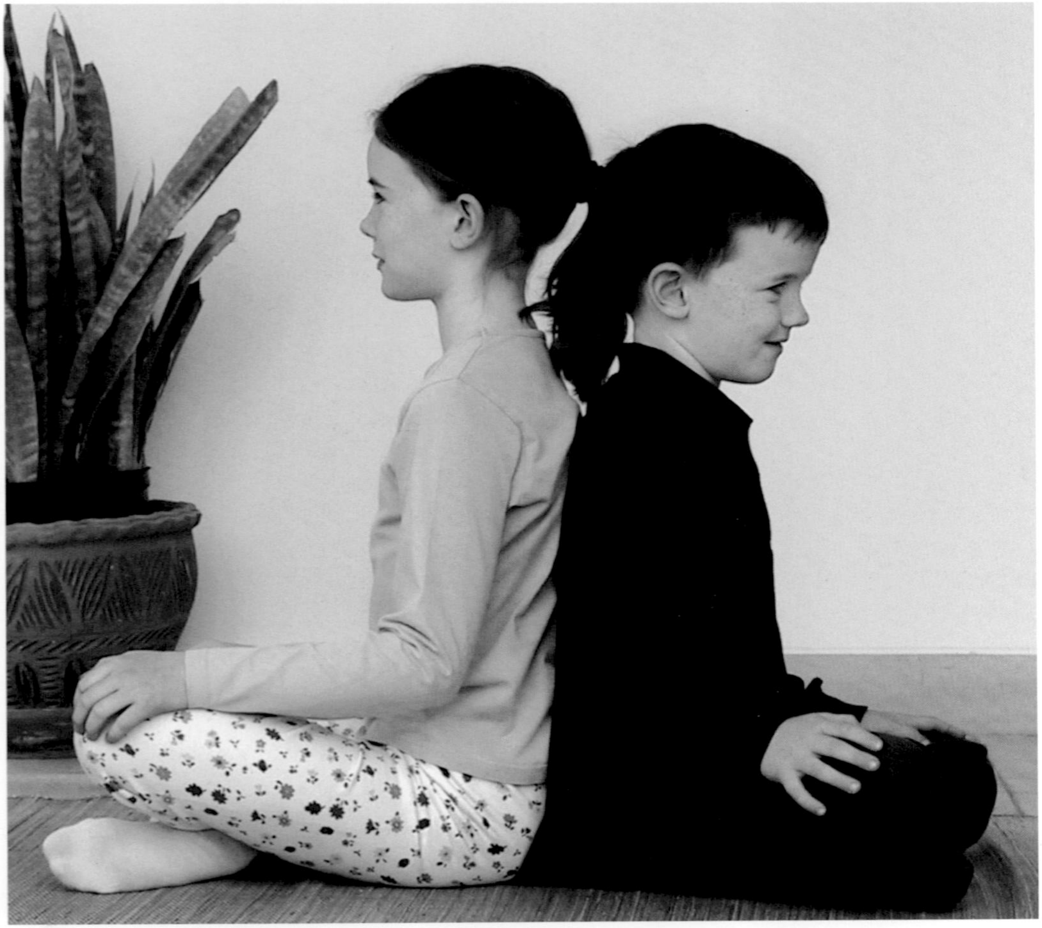

LA TORSION

Asseyez-vous dos à dos, les jambes croisées. Inspirez profondément dans le bas du dos et sentez le contact avec le dos de votre partenaire.

En expirant, tournez-vous vers la gauche et placez votre main gauche sur le genou droit de votre partenaire. Ensuite, posez votre main droite sur votre genou gauche. Maintenez la posture et respirez ensemble.

À chaque inspiration, laissez votre colonne vertébrale s'étirer et à chaque expiration, vos épaules s'ouvrir vers celles de votre partenaire en vous tournant un peu plus vers la gauche.

Revenez vers le centre à la prochaine inspiration, et faites de même de l'autre côté. En expirant, tournez-vous vers la droite et posez la main droite sur le genou gauche de votre partenaire, puis votre main gauche sur votre genou droit. Maintenez la posture et respirez ensemble.

« C'est plus facile de tourner quand je tire sur son genou !

– C'est encore plus facile quand j'utilise les deux mains ! »

LES BIENFAITS :

Cette posture simple de torsion permet d'échauffer le corps et de préparer la colonne vertébrale à des postures plus avancées. Elle stimule également le système nerveux central.

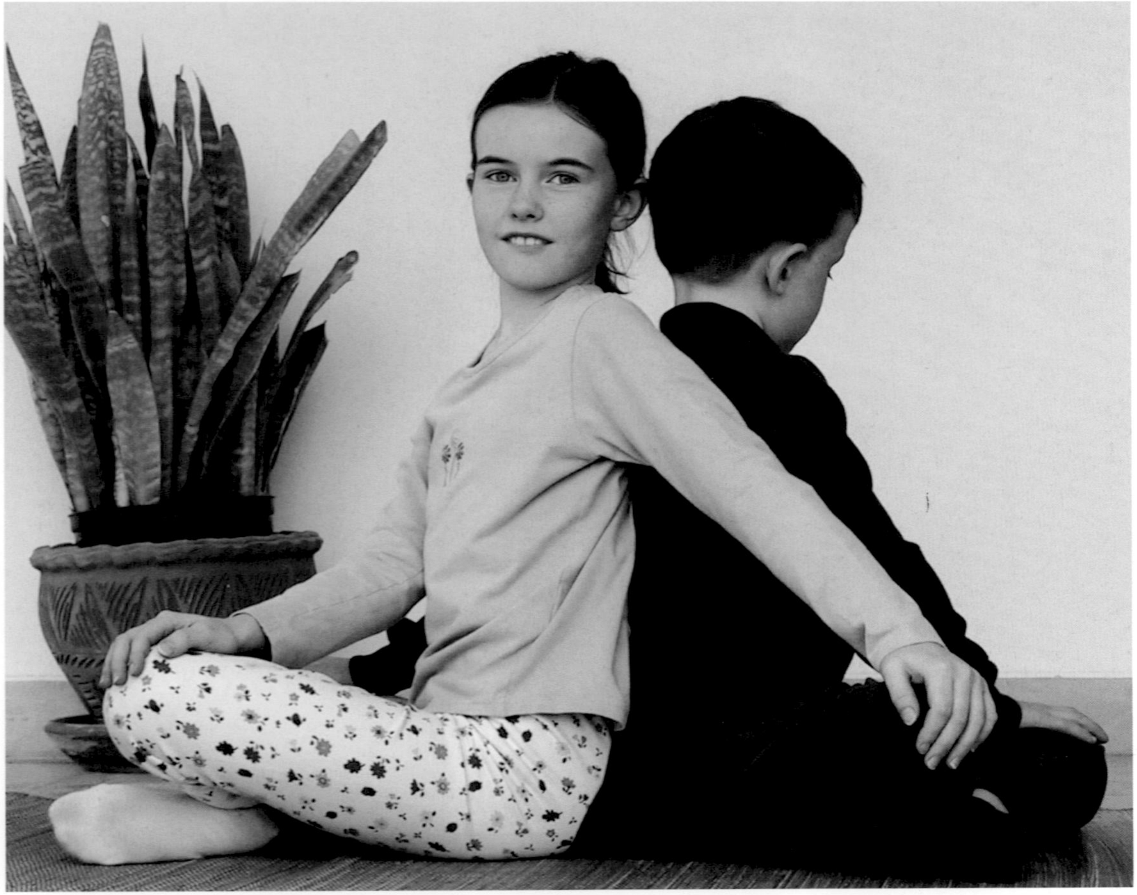

Câlin-câlin

Asseyez-vous face à face, les jambes croisées.

L'un de vous va poser sa tête sur le genou de l'autre, qui va poser doucement sa tête et ses bras sur votre dos.

Reposez-vous dans cette posture en respirant profondément ensemble.
À chaque expiration, détendez-vous de plus en plus. Pensez à toutes les personnes que vous aimez et offrez-leur toute votre tendresse.

Puis échangez les rôles.

« J'adore donner et recevoir des câlins !

– Je me sens comme un petit ours dans les bras de sa maman ! »

LES BIENFAITS :

C'est une posture idéale pour nourrir les relations entre les enfants, et entre parents et enfants.

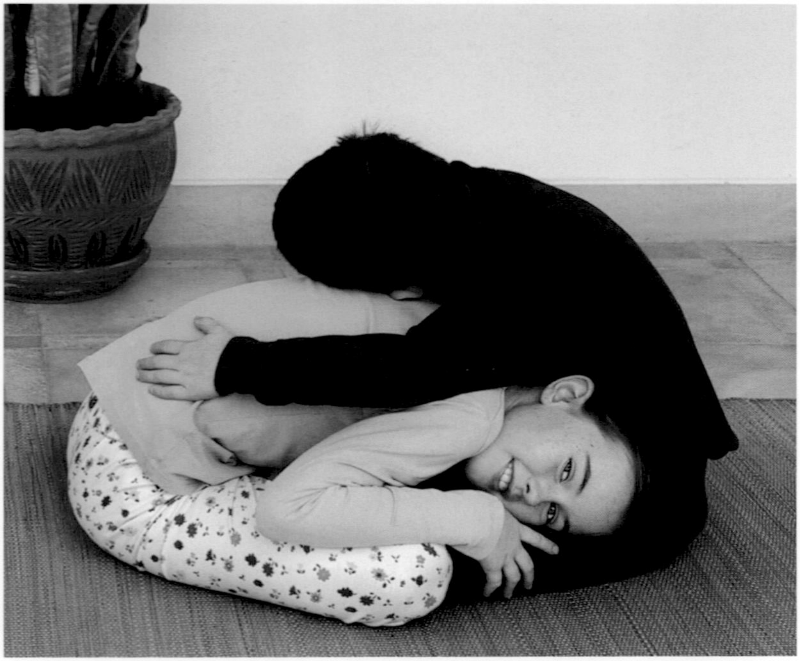

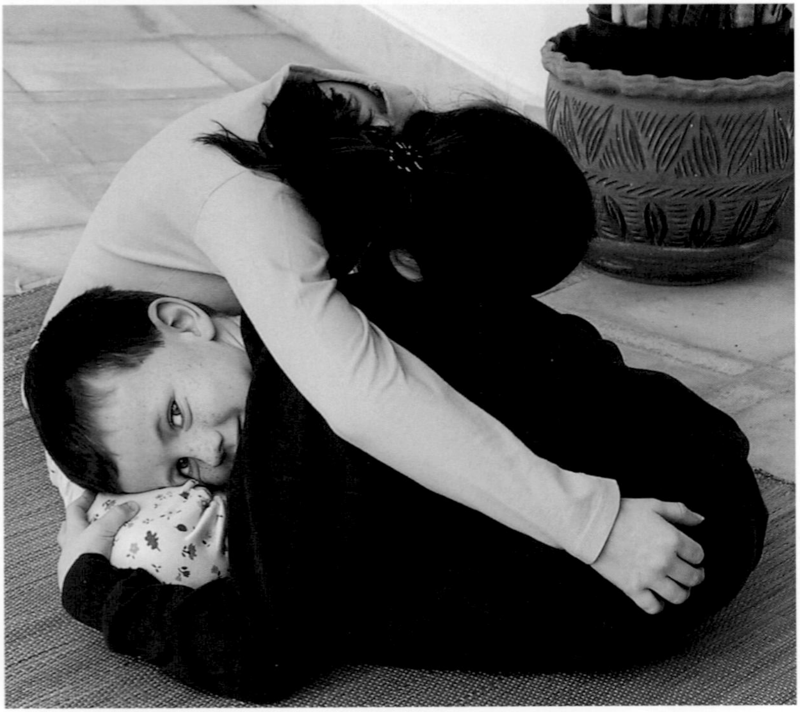

AVANT-ARRIÈRE

Asseyez-vous dos à dos et étendez vos jambes devant vous.

Partenaire n° 1 : étirez les bras au-dessus de votre tête, pliez les coudes et tendez vos mains vers l'arrière.

Partenaire n° 2 : prenez les mains de votre partenaire et penchez-vous lentement en avant afin de lui permettre de poser le thorax et la tête sur votre dos. À chaque expiration, tirez doucement votre partenaire un peu plus vers vous.

Maintenez la posture et effectuez quelques respirations ensemble.

Partenaire n° 1 : à chaque inspiration, sentez le souffle s'étendre à travers vos jambes et sortir par les talons. Sentez votre poitrine se dilater et respirez dans le bas du dos, en le laissant s'étendre contre celui de votre partenaire. À chaque expiration, laissez votre corps s'assouplir pendant qu'il vous tire davantage dans la posture.

Quand vous êtes prêt, redressez-vous lentement et inversez les rôles.

« Comment vous sentez-vous ?

– Je sens qu'il fait tout le travail pour moi.

– C'est facile ! »

LES BIENFAITS :

Pour effectuer les extensions et les flexions du dos, il est essentiel de procéder graduellement. Cette posture constitue une bonne approche qui soutient bien les muscles du dos, ouvre la poitrine, améliore la souplesse de la colonne vertébrale et la prépare à la flexion ainsi qu'à des postures plus avancées.

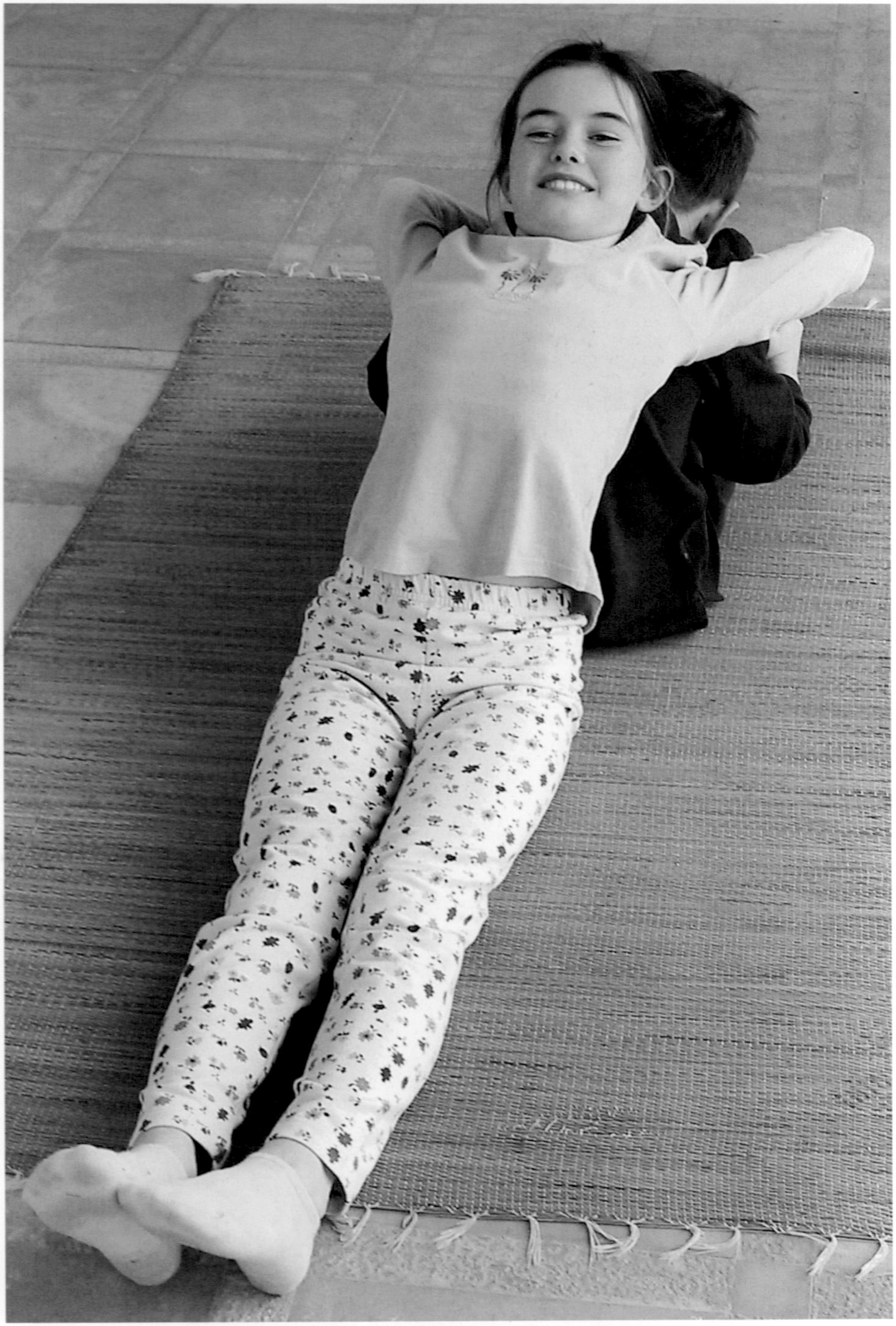

LA ROUE

Partenaire n° 1 : mettez-vous à quatre pattes, mains et genoux au sol, en position du chat.

Partenaire n° 2 : mettez-vous sur le côté de votre partenaire et asseyez-vous au milieu de son dos. Ancrez fermement vos pieds sur le plancher, écartés d'environ cinquante centimètres. Allongez-vous doucement pour placer votre dos en travers de celui de votre partenaire, puis étirez vos bras et votre tête en arrière. Si cela est facile pour vous, tendez vos bras jusqu'à ce que vos mains touchent le sol. Maintenant, placez les paumes sur le sol, avec le bout des doigts dirigé vers les pieds. Si vos mains n'atteignent pas facilement le sol, vous pouvez relâcher votre dos sur celui de votre partenaire et laisser vos bras tomber.

Respirez profondément et poussez sur vos mains et vos pieds en arquant votre tronc vers le haut, sans forcer. Gardez la position et respirez profondément, le fessier ferme, les cuisses tournées vers l'intérieur et vers les hanches. À chaque expiration, laissez la poitrine et les articulations des épaules s'ouvrir davantage.

Lorsque vous êtes prêt à descendre, maintenez vos bras fermes pendant que vous relâchez le dos sur celui de votre partenaire. Si votre colonne vertébrale est très flexible, vous pouvez vous redresser pour revenir en position assise avant de vous lever. Sinon, votre partenaire peut se mettre dans la posture de l'enfant (voir page 22), pour que vous puissiez rouler sur le côté et vous lever.

Vous pouvez maintenant inverser les rôles et refaire la posture.

« Que ressentez-vous ?

– Je sens l'énergie s'élever dans mes jambes et monter jusqu'à mes mains.

– Je suis prêt à faire la roue. »

LES BIENFAITS :

L'extension du dos entretient la souplesse de la colonne vertébrale et stimule tous les organes internes. Cette posture libère la tension dans les épaules et le cou, et étire les bras. L'afflux important de sang vers la tête stimule le cerveau. La position du chat renforce le dos et fortifie les bras.

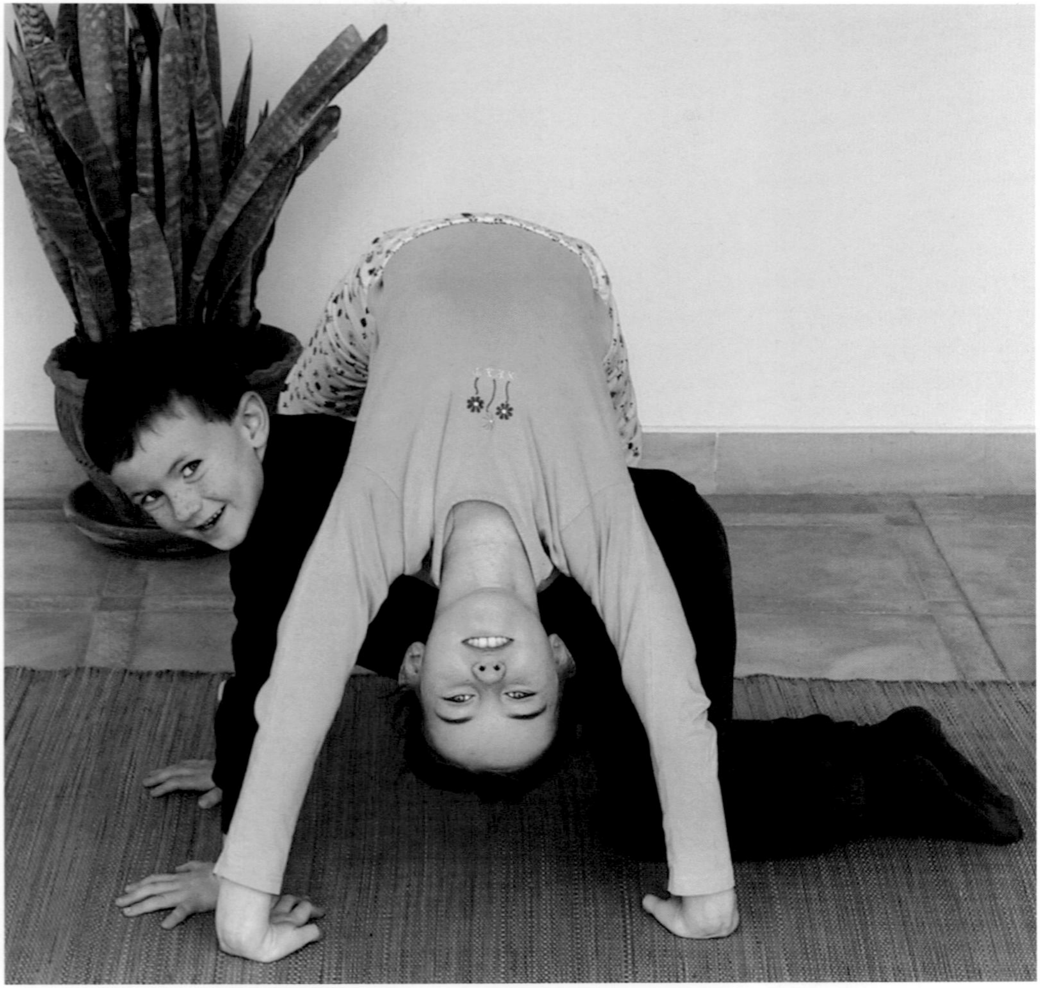

LA PROUE

Mettez-vous à genoux en vous tournant le dos. En inspirant, avancez votre jambe gauche vers l'avant, genou plié au-dessus de la cheville. En expirant, fléchissez vers l'avant et placez vos mains de chaque côté de votre pied gauche.

En inspirant, étirez la jambe droite en arrière, tout en levant les bras au-dessus de la tête, contre les oreilles. En expirant, tendez-les un peu plus vers l'arrière pour prendre les mains de votre partenaire.

Levez légèrement le menton et gardez la posture pendant trois respirations profondes. Sur la troisième expiration, relâchez les mains de votre partenaire et fléchissez lentement vers l'avant pour poser les mains de chaque côté de votre pied gauche.

Ensuite, ramenez votre genou gauche au sol, changez de jambe et refaites la posture.

« Imaginez que vous êtes sur la proue d'un bateau énorme. Que ressentez-vous ?

– Quand je ferme les yeux, je peux sentir les jets d'eau et le vent frais sur mon visage.

– Je me sens le roi du monde. »

LES BIENFAITS :

Cette posture assouplit et renforce la structure entière du squelette. Elle développe également l'équilibre et la concentration.

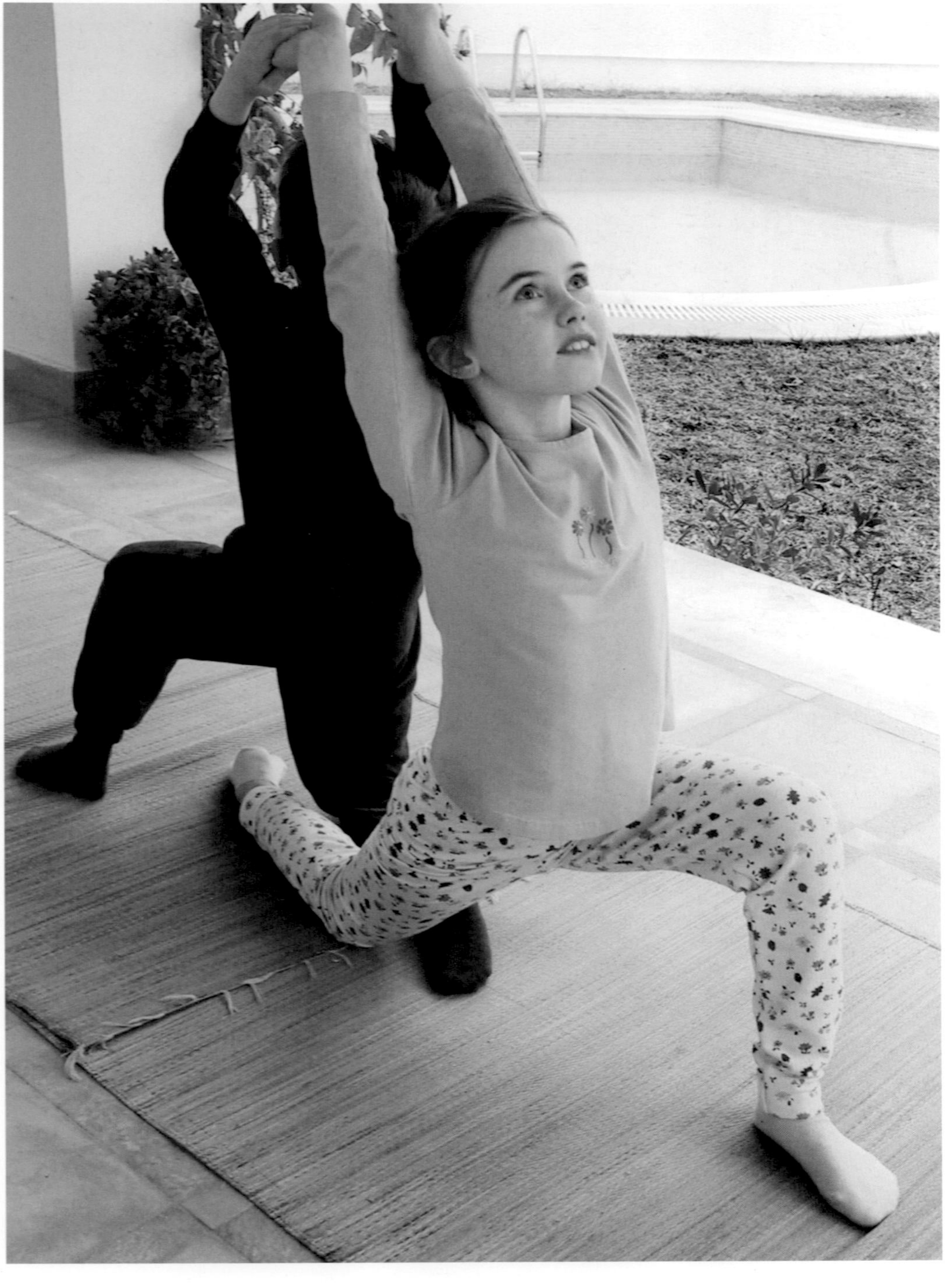

Le miroir

Tenez-vous debout, côte à côte, avec le pied droit de votre partenaire à environ trente centimètres de votre pied gauche.

Écartez vos propres pieds d'environ trente centimètres et faites un petit pas en avant avec votre pied extérieur.

En inspirant, étirez vos bras sur les côtés. Sur l'expiration, fléchissez vers la jambe avant, jusqu'à ce que votre bras touche votre pied. En inspirant, étirez l'autre bras vers le ciel et prenez la main de votre partenaire.

Tournez maintenant la tête vers votre partenaire et regardez-le. Gardez la posture pendant quelques respirations, en vous regardant les yeux dans les yeux.

« Que voyez-vous ?

– Je vois la lumière dans ses yeux.

– C'est comme regarder à travers une fenêtre et voir plus profondément à l'intérieur. »

LES BIENFAITS :

Cette posture étire les muscles du dos et maintient la souplesse de la colonne vertébrale. La flexion avant assure un massage des organes abdominaux, améliore la digestion et augmente l'appétit.

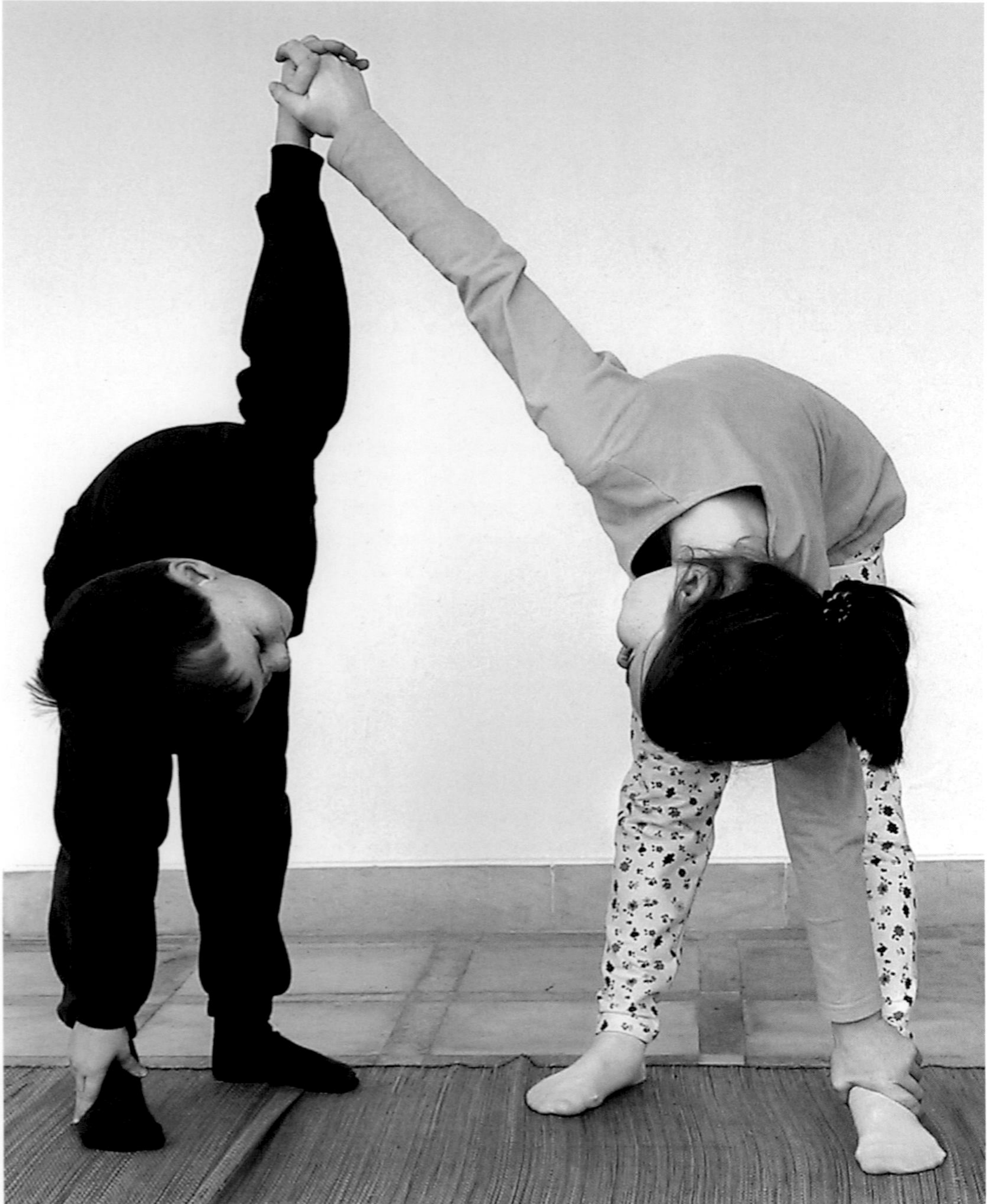

L'ARBRE SILENCIEUX

Mettez-vous debout dos à dos, soulevez une jambe et placez la plante du pied contre la face interne de la cuisse opposée.

En inspirant, tendez vos bras au-dessus de la tête et joignez les paumes des mains. En expirant, serrez les paumes des mains l'une contre l'autre et étirez votre colonne vertébrale. Sur l'inspiration, envoyez le souffle vers l'articulation de la hanche de votre jambe pliée. Expirez lentement et laissez votre genou plié s'ouvrir davantage vers l'arrière, en direction de celui de votre partenaire.

Inspirez à fond à travers tout votre corps. Imaginez que vos jambes sont des troncs d'arbre, vos bras des branches et vos doigts des tiges. Imaginez que vos cheveux sont les feuilles de l'arbre. Écoutez-les s'agiter dans le vent.

Maintenant, sentez votre souffle s'approfondir et descendre à travers votre tronc jusqu'à vos pieds. Imaginez que vous avez des racines qui pénètrent profondément dans la terre. Pendant l'expiration, tout en pressant les pieds sur le sol, laissez votre colonne vertébrale s'étirer comme si vous étiez un arbre en train de pousser.

Maintenez la posture, en respirant avec votre partenaire arbre silencieux. Quand vous vous sentez fatigué, vous pouvez doucement relâcher les bras et poser le pied au sol. Puis refaites la posture de l'arbre, avec l'autre jambe.

« Qu'est-ce que tous les arbres partagent ?

– Leur silence.

– Quel est le fruit de l'arbre silencieux ?

– La paix. »

LES BIENFAITS :

La posture de l'arbre développe l'équilibre et la concentration. Elle renforce les muscles des jambes et ouvre les articulations des hanches. Les textes anciens du yoga parlent de notre parenté avec les arbres. La plupart des enfants apprécient cette posture.

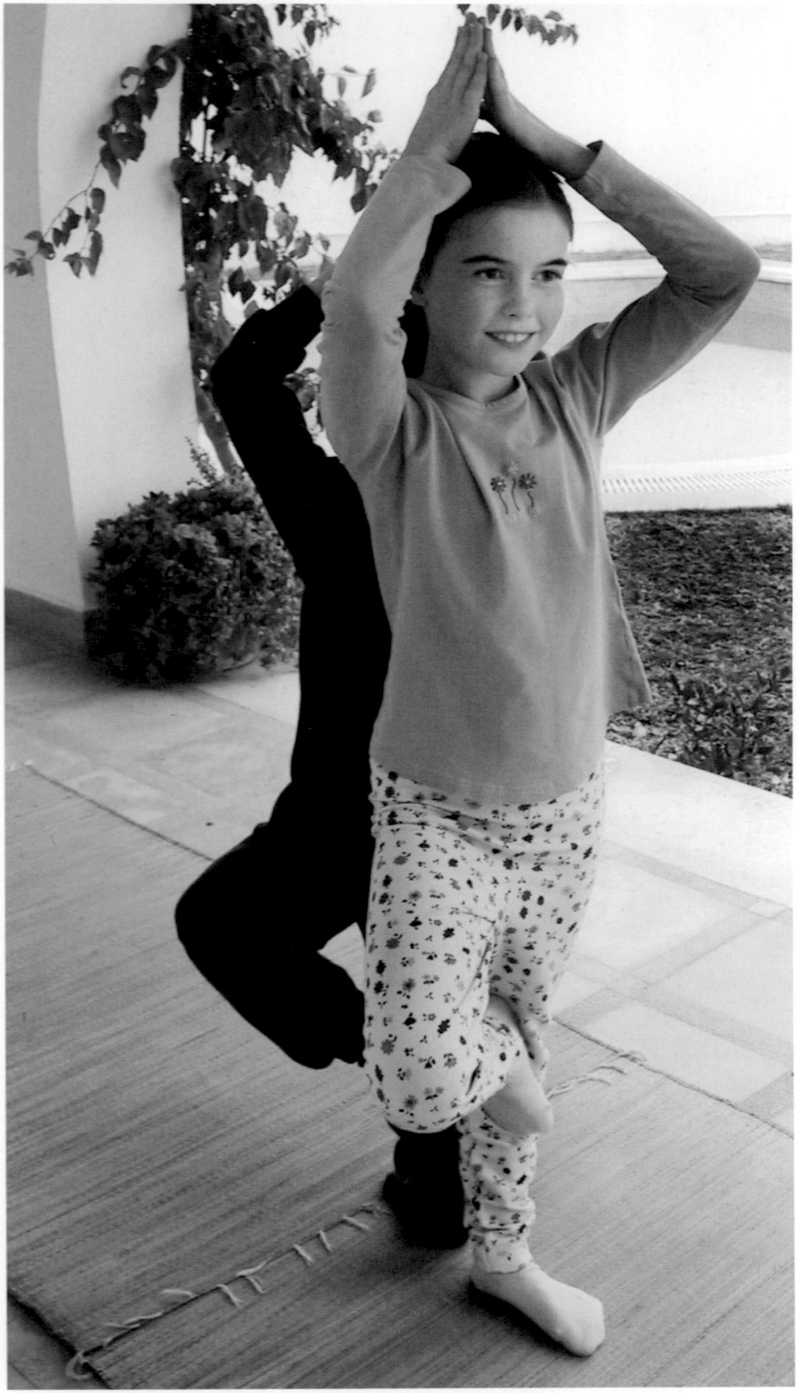

LA SYMÉTRIE

Commencez par vous mettre debout côte à côte. Maintenant, écartez-vous pour pouvoir tendre le bras et poser la main sur l'épaule de votre partenaire.

Partenaire n° 1 : soulevez votre jambe intérieure devant votre partenaire, pour qu'il tienne votre pied avec sa main extérieure.

Partenaire n° 2 : soulevez votre jambe intérieure derrière votre partenaire, pour qu'il tienne votre pied avec sa main extérieure.

Maintenez la posture en respirant ensemble. À chaque inspiration, sentez le souffle circuler à travers vos jambes tendues. À chaque expiration, poussez votre hanche intérieure vers le bas, jusqu'à ce qu'elle soit au même niveau que l'autre.

Sur la prochaine inspiration, laissez le souffle s'amplifier et descendre à travers la jambe d'appui, jusqu'au pied.

Imaginez que vous avez des racines qui pénètrent profondément dans la terre. Sur l'expiration, appuyez davantage votre pied sur le sol et sentez votre colonne vertébrale s'étirer vers le haut.

Quand vous êtes prêt à défaire la posture, libérez lentement vos jambes. Maintenant, changez de côté et refaites cette posture, avec l'autre jambe.

« Avez-vous senti vos racines s'enfoncer profondément dans la terre ?

– Je sens que nos racines sont bien entremêlées.

– Lorsque je me concentre pour sentir mes racines, je garde facilement mon équilibre. »

LES BIENFAITS :

Cette posture étire et renforce les jambes, ouvre les hanches et développe l'équilibre et la concentration.

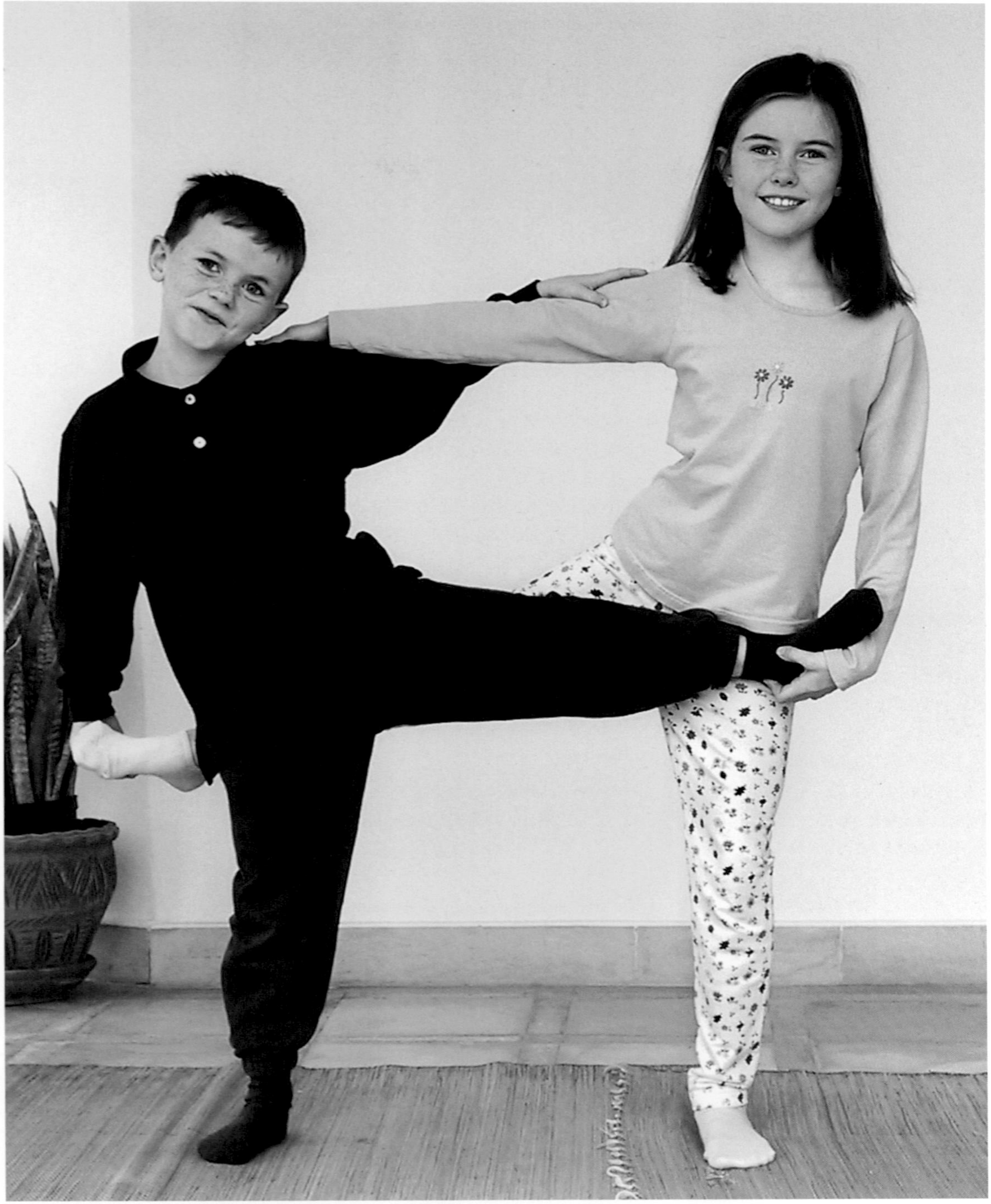

LES ÉTOILES ENDORMIES

Allongez-vous sur le dos, le sommet de votre crâne en contact avec celui de votre partenaire.

En inspirant, étirez les bras sur les côtés pour prendre les mains de votre partenaire. En expirant, repliez vos jambes et placez vos pieds à côté de vos hanches, en écartant les genoux. Si vous avez mal aux genoux ou aux lombaires, passez à une autre posture. Essayez de réduire la cambrure de votre dos.

À chaque inspiration, imaginez que vous vous élevez vers les étoiles. À chaque expiration, descendez plus profondément à l'intérieur de vous-même.

Reposez-vous dans cette posture, en appréciant le silence qui vous unit à votre partenaire. Laissez votre conscience s'élargir jusqu'à ce que vous puissiez partager ce silence avec toutes les étoiles.

« Tu sens que nous partageons toutes les étoiles ?

– C'est si reposant !

– Je sens que ce silence profond nous unit tous. »

LES BIENFAITS :

Cette posture est reposante et calmante. Elle étire les muscles des cuisses et ouvre la cage thoracique. Elle a également un effet psychologique puissant, en nous permettant de dépasser notre conscience individuelle et d'éprouver le lien intérieur qui nous unit.

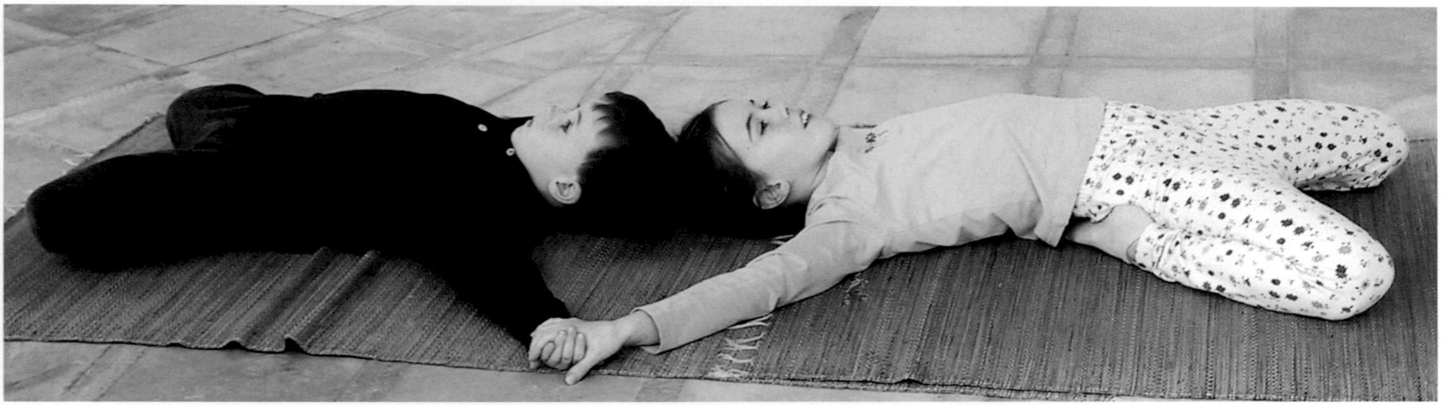

Contemplation

Visualisez un beau nuage rose. Maintenant, posez toutes vos pensées sur le nuage et laissez-les flotter au loin.

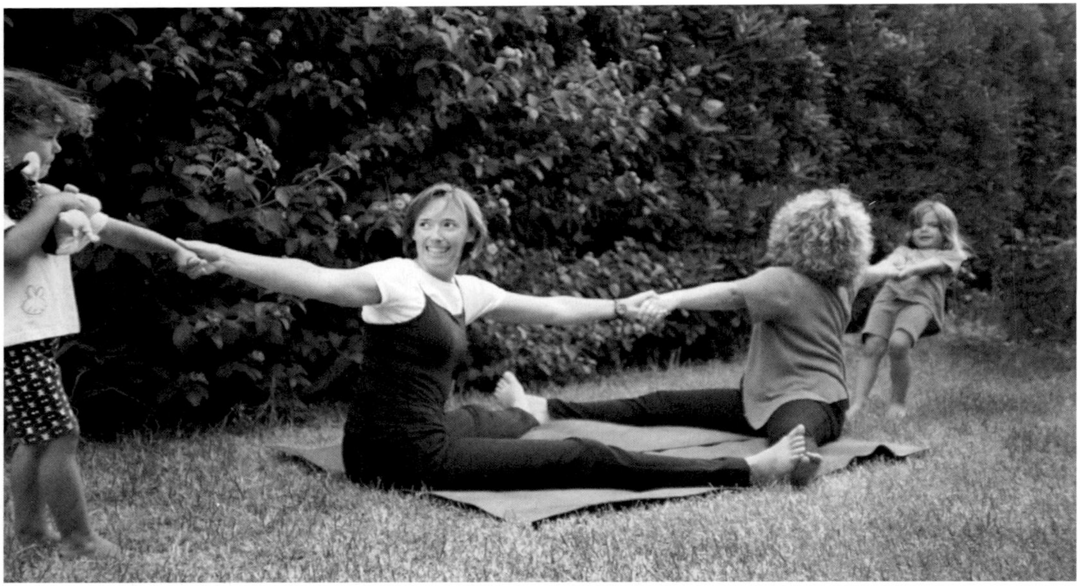

« Joyeux, joyeux, joyeux, la vie n’est qu’un rêve. »

CHAPITRE 3
MAMAN ET MOI

Jouez avec vos enfants au lieu de les regarder jouer.

« La grâce, la beauté, la force et l'énergie ornent le corps à travers le yoga. » Yoga-Sutra de Patanjali, 111-47

Les tensions épuisent la vitalité. Apprenez à les libérer, à donner et recevoir ce qui nourrit. Sentez que la beauté et l'amour vrais émanent de l'intérieur. Cette série de postures qui nourrissent chaque partenaire est conçue pour inciter les mères et les enfants à aller au-delà des rôles quotidiens et à se relier plus profondément. Ces postures amusantes stimuleront et revivifieront chaque partie de votre corps, elles régénéreront et inspireront votre esprit. En les pratiquant ensemble, comme un jeu, vous pourrez vous relier à la joie inhérente au yoga et permettre à celle-ci de grandir jusqu'à ce qu'elle imprègne chaque aspect de votre vie quotidienne.

La barque

Les mamans : asseyez-vous face à face, jambes largement écartées, vos plantes de pied les unes contre les autres.

Les enfants : asseyez-vous chacun devant votre maman, jambes écartées et les pieds contre ceux de votre partenaire.

Ensemble, tenez les mains de votre partenaire respectif. En inspirant, vous et votre maman, penchez-vous vers l'arrière pour tirer vos partenaires en avant. Sur l'expiration, vos partenaires s'étirent en arrière et vous tirent, vous et votre maman, en avant. Continuez comme cela quelques instants et sentez votre colonne vertébrale s'étirer alors que vous allez d'avant en arrière, dans un mouvement continu, avec la respiration : on inspire vers l'arrière, on expire vers l'avant.

Imaginez que vous ramez dans un petit bateau sur un lac bleu et calme.

« Avez-vous senti votre corps ramer à chaque respiration ?

– Je sens tous mes muscles ramer ensemble.

– Je sens notre petit bateau glisser sur le lac. »

LES BIENFAITS :

La posture de la barque étire les muscles des jambes et masse tous les organes et les muscles abdominaux.

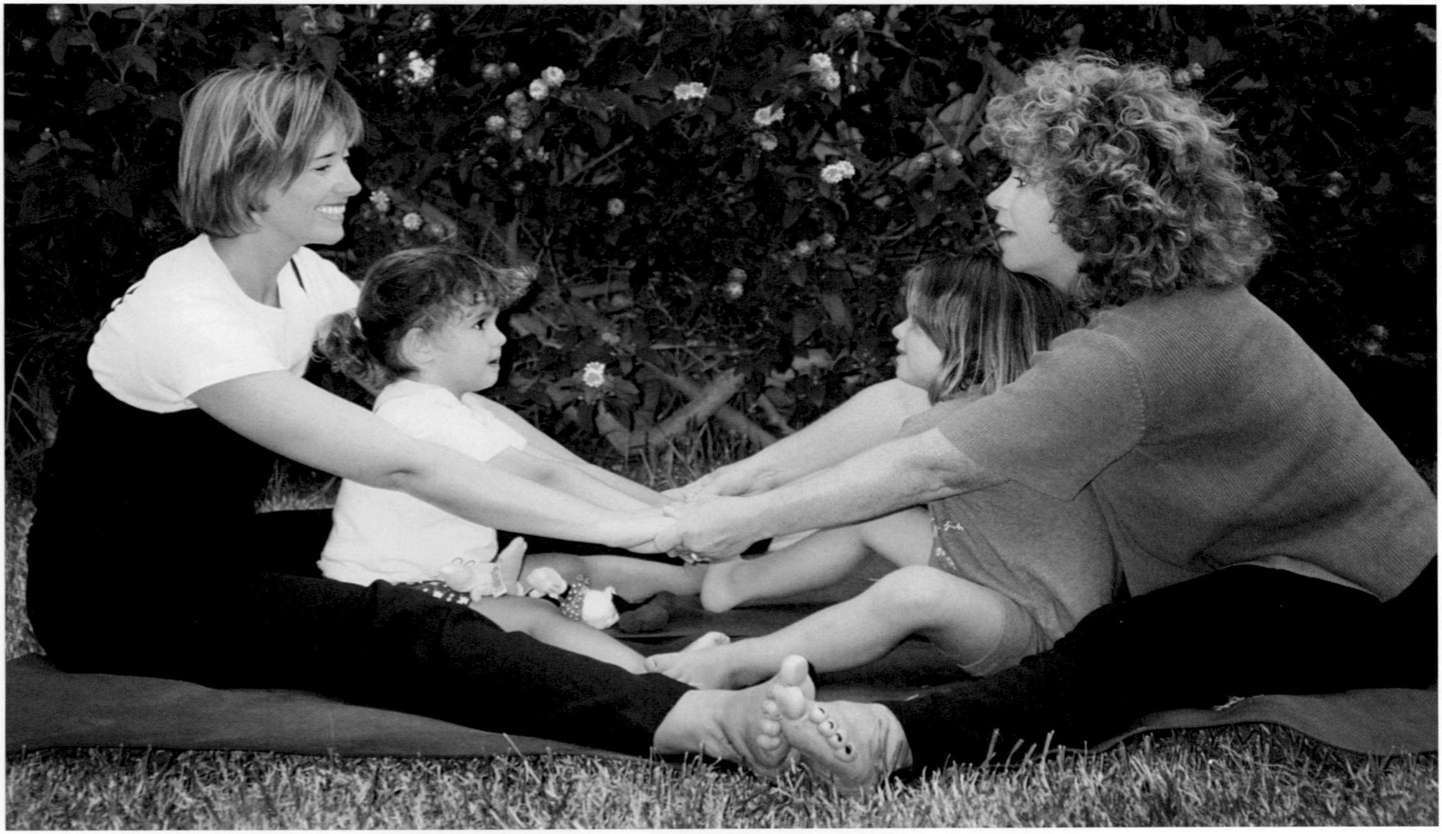

LA VOILE

Les mamans s'asseyent les jambes grandes ouvertes, les plantes de pied contre celles de leur partenaire. Elles se tournent vers la droite et leur main gauche saisit la main gauche de leur partenaire.

En inspirant, elles étirent leur bras droit vers l'arrière, en tirant la main de leur partenaire. Vous et votre partenaire, vous vous tenez debout derrière vos mamans et vous tirez leur bras, ce qui les aide à s'étirer davantage. Vos mamans restent quelques instants dans cette posture en respirant ensemble, pendant que vous continuez à tirer sur leur main pour leur permettre de s'étirer encore plus.

Maintenant, lâchez quelques instants la main de vos mamans, pendant que chacune revient au centre pour prendre l'autre main de sa partenaire et tourner vers la gauche.

Encore une fois, prenez la main de vos mamans et tirez. Sur l'inspiration, les mamans étirent leur bras vers l'arrière et tirent la main de leur partenaire. Quand elles s'arrêtent de tirer, vous continuez à tirer doucement leur main gauche, pour leur permettre de tourner un peu plus vers la gauche. Quand elles sont prêtes à s'arrêter, lâchez leur main.

« Avez-vous senti leur corps s'étirer ?

– On avait l'impression de gonfler un ballon.

– Les bras de maman sont devenus de plus en plus longs. »

LES BIENFAITS :

La posture de la voile ouvre les articulations des épaules, étire la colonne vertébrale et les muscles des bras. La torsion tonifie également les organes abdominaux.

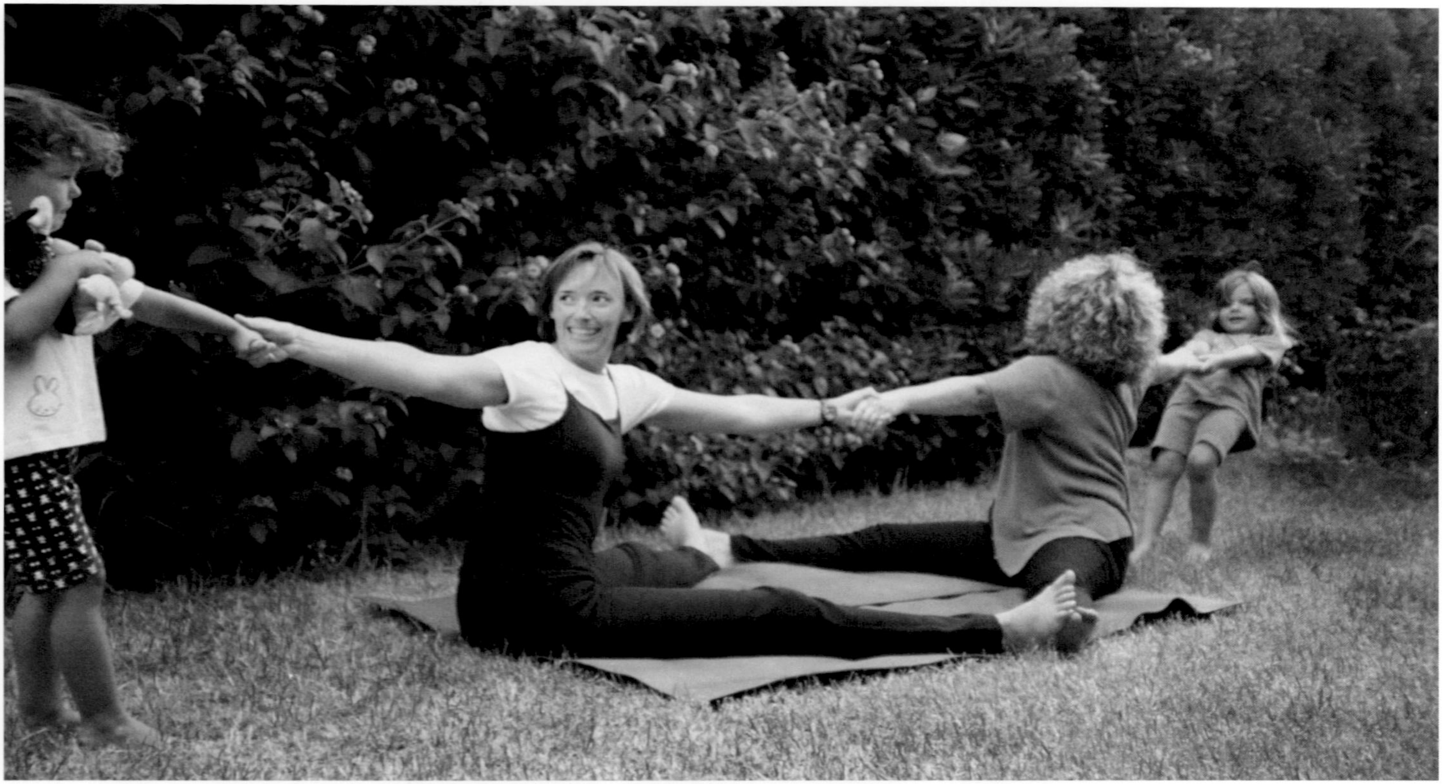

LE GRAND CORBEAU

Maman s'assied derrière vous, les jambes étendues devant elle. Vous vous asseyez devant ses pieds, les jambes tendues devant vous.

Maman place son pied droit sur le bas de votre dos et son pied gauche contre votre dos, au niveau du cœur. Étirez les bras en arrière et levez la tête vers le ciel. Maman prend alors vos mains et tire lentement vos bras vers l'arrière.

Imaginez que vous êtes un corbeau énorme ouvrant ses ailes. Pendant que vous montez dans le vaste ciel bleu, respirez profondément dans votre poitrine.

Restez quelques instants dans cette posture en respirant profondément, pendant que maman continue à ouvrir doucement vos ailes. Laissez votre poitrine s'ouvrir de plus en plus à chaque respiration.

« Que ressentez-vous ?

– Je me sens comme un bel oiseau planant dans le grand ciel bleu. »

LES BIENFAITS :

Cette posture ouvre la poitrine et les poumons, augmentant la capacité respiratoire. Elle procure également un bon massage du dos et étire la colonne vertébrale.

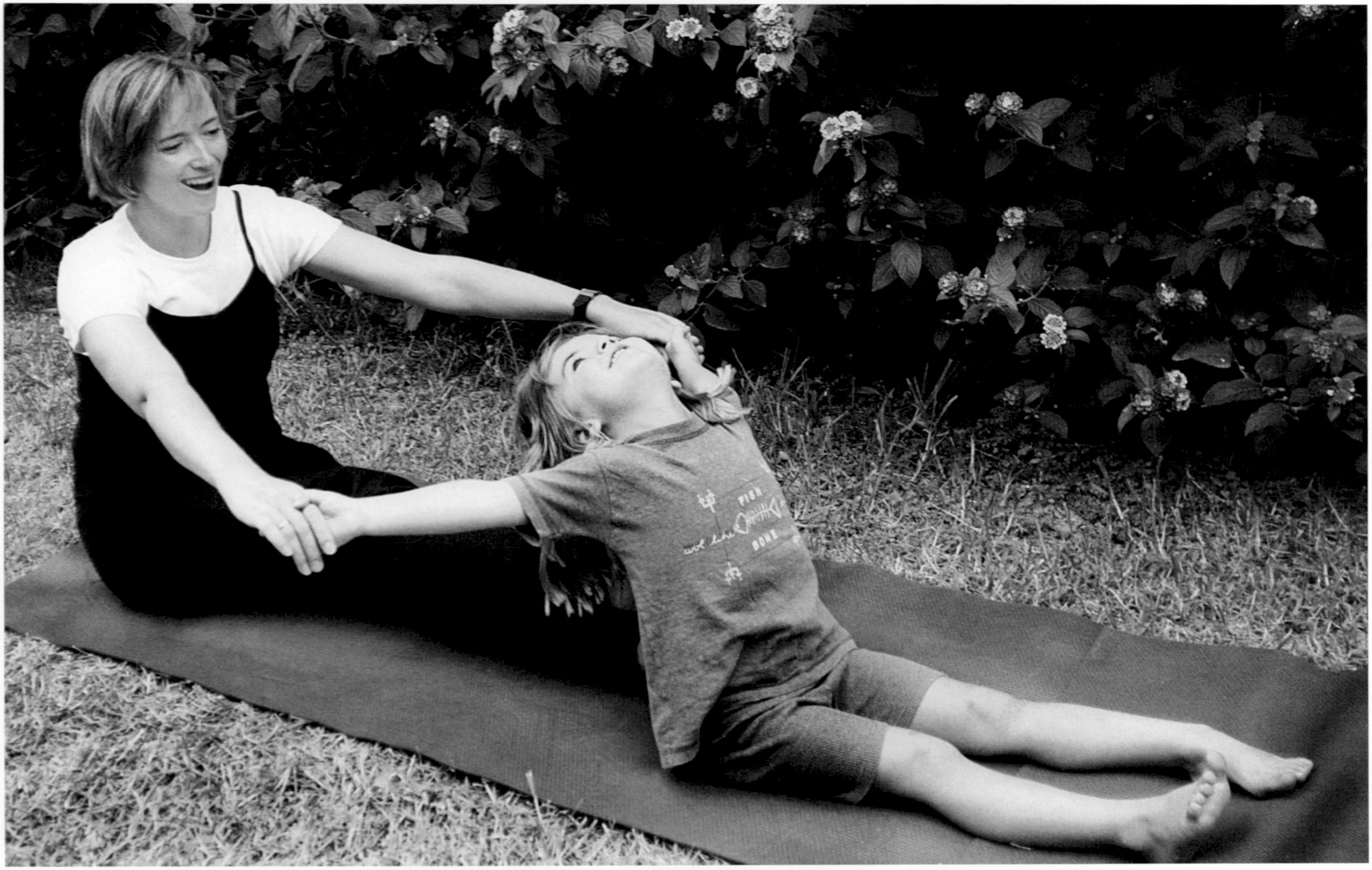

LE PLANEUR

Maman se couche sur le dos et plie les jambes.

Elle pose doucement ses pieds sur votre ventre et vous tient les mains. Quand maman vous soulève lentement, imaginez que vous volez vers le soleil.

« Comment vous sentez-vous ?

– Je me sens libre et heureuse. »

LES BIENFAITS :

Cette posture est rajeunissante pour maman, car elle inverse la circulation du sang dans ses jambes, soulageant les varices. Le poids de l'enfant sur ses jambes aide à libérer les articulations de ses hanches et étire les muscles de ses jambes, renforçant le bas du dos et l'abdomen. Elle étire et renforce également les muscles de ses bras. Comme toutes les postures bénéficiant d'un support, celle-ci enrichit les émotions de l'enfant. Elle développe son sentiment de confiance et d'interdépendance et lui donne un sentiment de joie et de liberté.

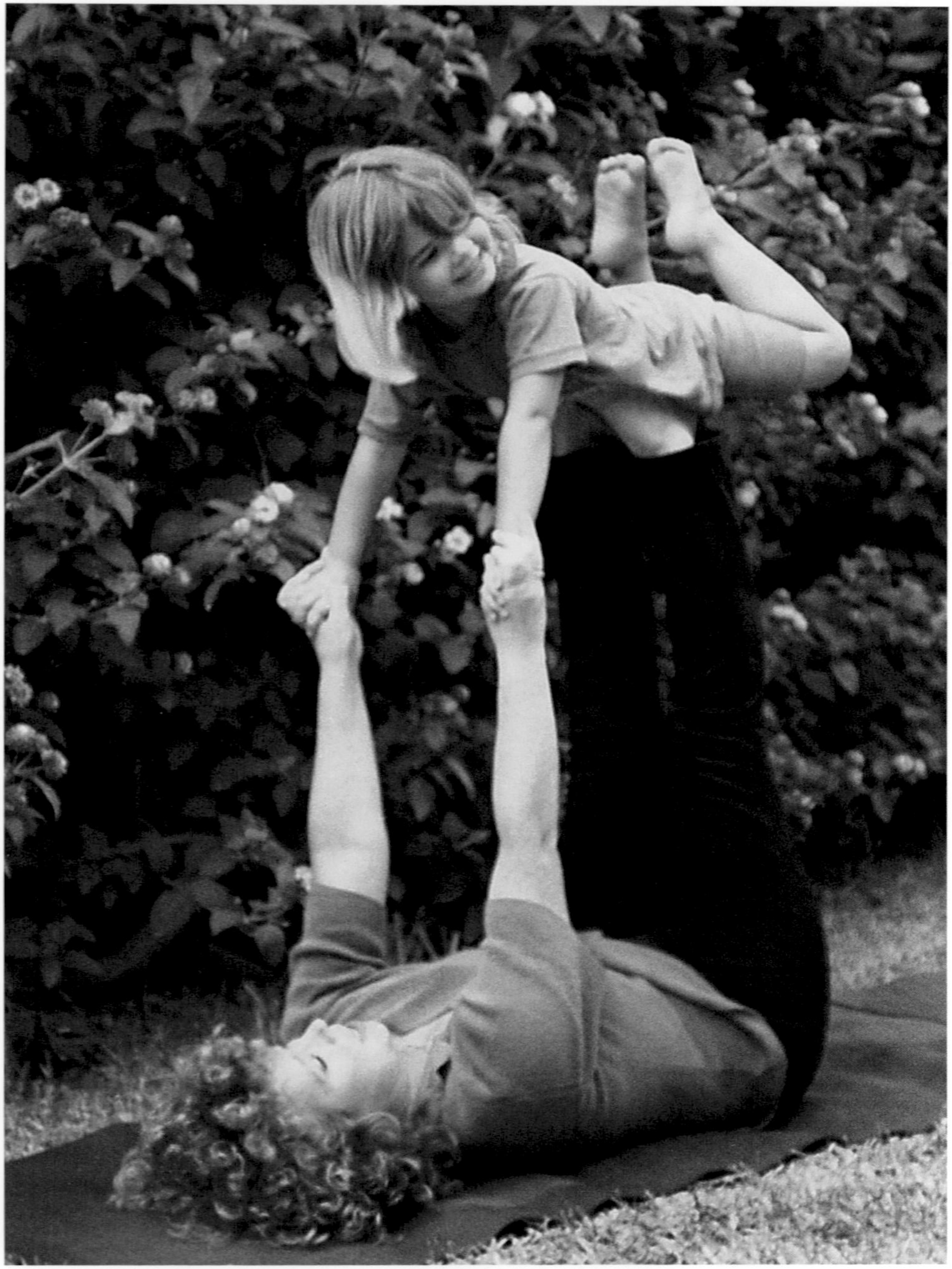

L'étoile de mer

Maman s'assied les jambes écartées, les genoux légèrement pliés. Elle se penche en avant, glisse ses bras sous ses genoux et tient ses chevilles dans ses mains.

Vous, tenez-vous debout derrière votre maman et asseyez-vous doucement sur son dos. Lentement, allongez-vous sur le dos de maman, en alignant votre colonne vertébrale sur la sienne. Respirez profondément et sentez votre poitrine s'ouvrir, laissez vos bras se détendre sur les côtés et votre tête se reposer sur la tête de maman.

En expirant longuement, imaginez que vous êtes une belle étoile de mer nageant dans la mer bleue profonde. En inspirant, sentez l'eau chaude de l'océan laver tous les pores de votre peau.

« Comment vous sentez-vous ?

– Je sens que je fais partie de la grande mer bleue. »

LES BIENFAITS :

Cette posture de flexion profonde vers l'avant est rajeunissante et reposante pour maman. L'apport accru de sang à la tête rafraîchit son cerveau. Elle étire également ses jambes et sa colonne vertébrale, apaise son système nerveux et attire son esprit vers l'intérieur. L'enfant apprécie une expansion naturelle de la poitrine et du diaphragme. La circulation inversée du sang dans la tête de l'enfant crée également un effet calmant et apaisant.

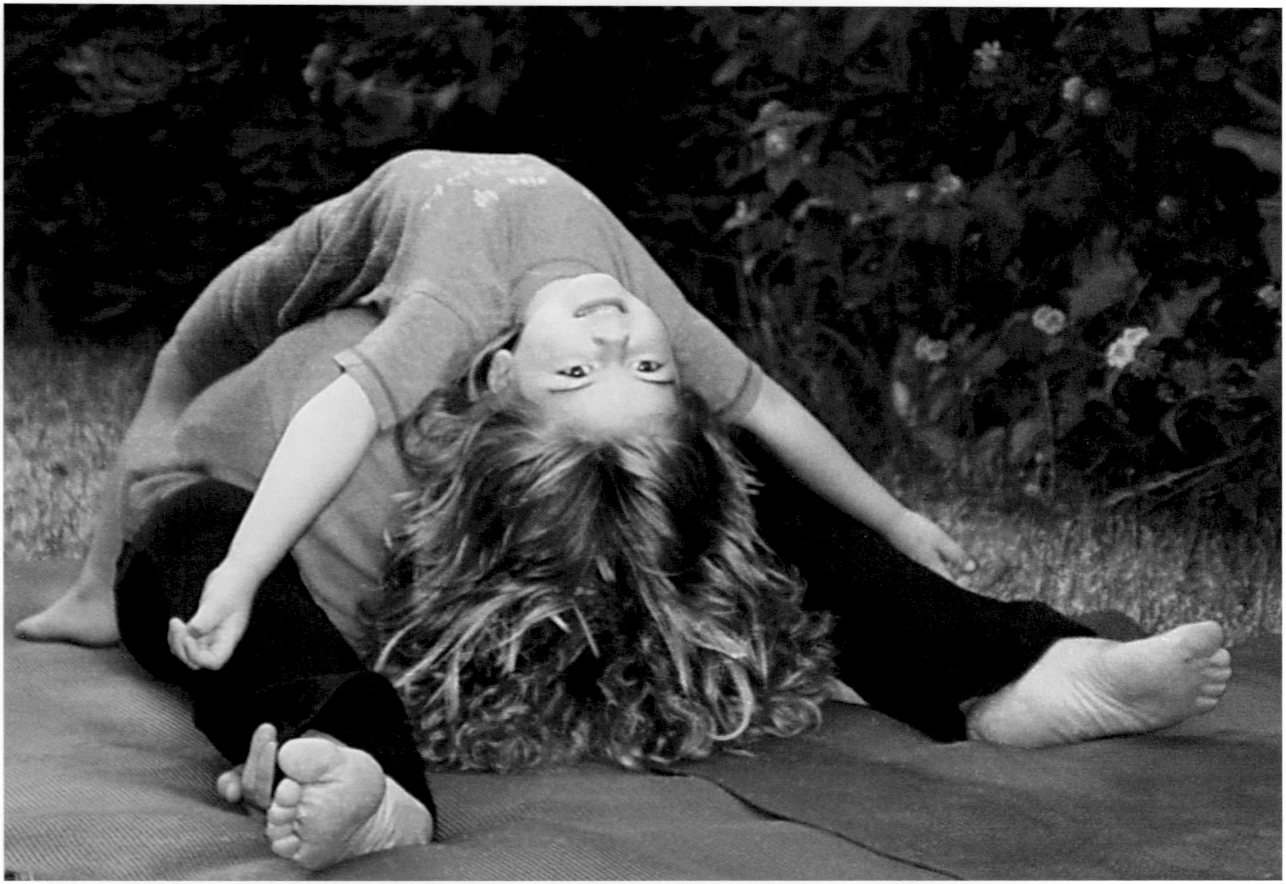

LE REPOS BIEN MÉRITÉ

Maman se tient à quatre pattes sur les mains et les genoux. Vous grimpez sur son dos et vous vous allongez sur elle.

Enveloppez vos bras autour de maman et tenez-vous bien à elle pendant qu'elle monte sur ses orteils et soulève lentement les hanches pour demeurer dans la posture du chien tête en bas.

Maintenant, allongez les jambes, laissez tomber vos bras sur les côtés et détendez-vous complètement. À chaque inspiration, sentez votre ventre s'étendre contre le dos de maman.

À chaque expiration, laissez vos bras, vos jambes et votre torse se détendre encore plus. Imaginez que vous êtes un chiot monté sur le dos de votre maman.

« Comment vous sentez-vous ?

– Je me sens heureuse et aimée. »

LES BIENFAITS :

Maman se repose dans la posture du chien tête en bas, qui est l'un des rares exercices où le poids du corps est supporté par tout le squelette. C'est la posture idéale à pratiquer pour se prémunir contre l'ostéoporose. Elle est reposante et rajeunissante, car elle inverse la circulation du sang dans le haut du corps. Pour l'enfant, cette posture apaise le système nerveux. Le flux inversé du sang dans le haut du corps nourrit le cerveau et crée un sentiment de calme et de paix.

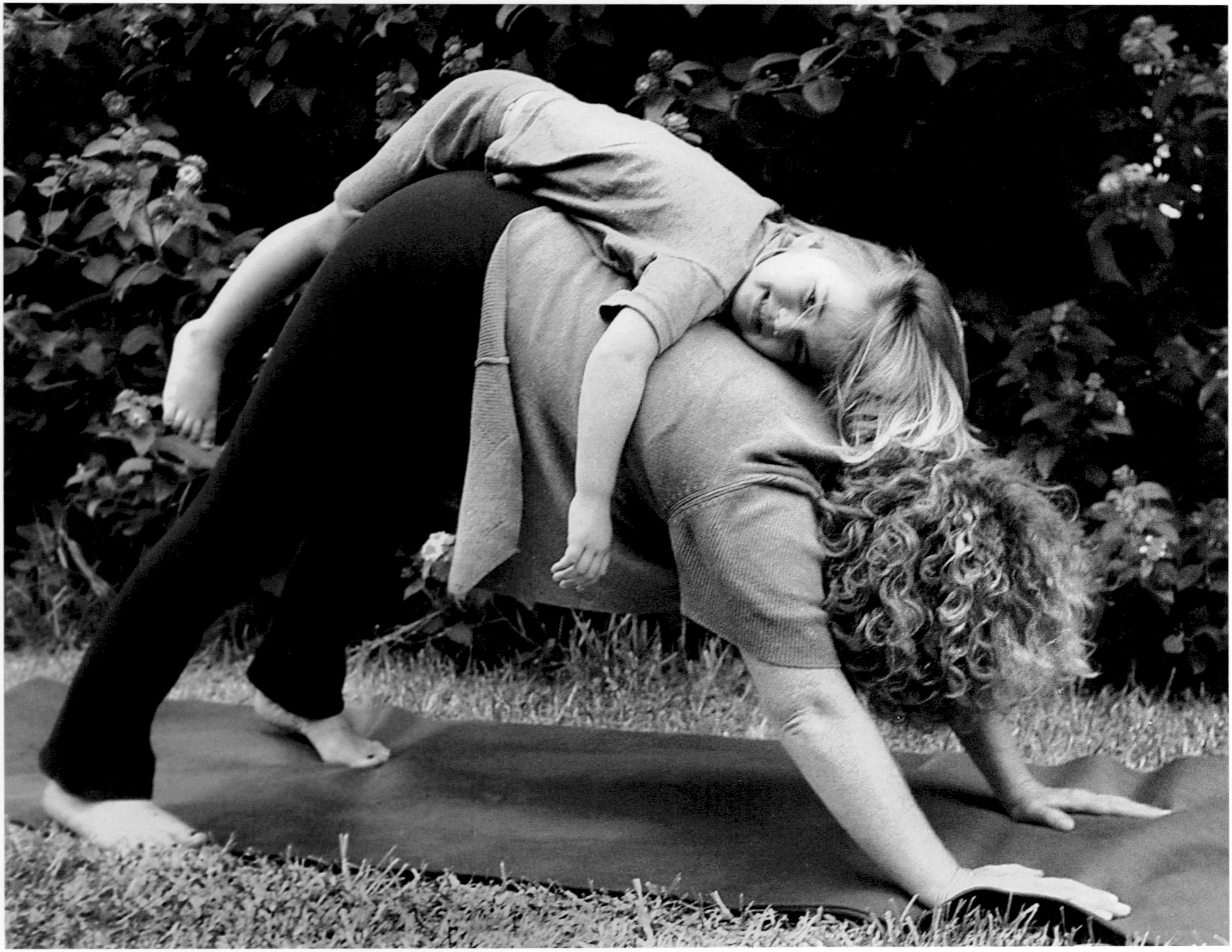

LE DRAGON CHINOIS

Maman vous aide à vous soulever lorsque vous sautez et enroulez vos jambes autour de sa taille. Elle tient vos hanches pendant que vous vous penchez lentement vers l'arrière, la tête en bas.

Placez la paume de vos mains sur le tapis, le bout des doigts dirigé vers les orteils de maman. Maintenant, prenez une inspiration profonde, poussez doucement sur vos mains et sentez s'ouvrir les articulations de vos épaules. Expirez lentement, en laissant votre corps se détendre davantage dans la posture.

Maintenant, étirez les mains vers l'arrière et saisissez les chevilles de maman. Maman se plie en avant et pose ses mains sur le sol. Tandis que vous vous reposez pendant quelques respirations, imaginez que vous êtes un gentil dragon.

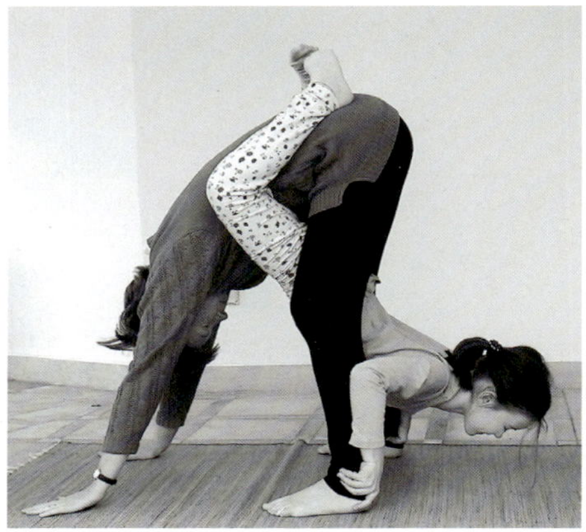

« Pouvez-vous vous amuser à rugir ?

– RRRRRRRRRRRR... oooo... aaaa... rrrrrr ! »

LES BIENFAITS :

Le dragon chinois rafraîchit le corps et l'esprit de maman. La circulation sanguine inversée dans le haut du corps tonifie son corps et apaise son esprit. Pour l'enfant, la première étape de cette posture permet de faire facilement l'expérience, avec l'aide de maman, des avantages d'une posture complètement inversée. La deuxième étape est un vrai défi et est fortifiante. Elle renforce les bras et les jambes, tonifie les reins et le foie. Le dos, les épaules, le cou et la tête gagnent en mobilité et en force dans l'étape finale de la posture, ce qui crée une sensation d'assurance et de puissance personnelle.

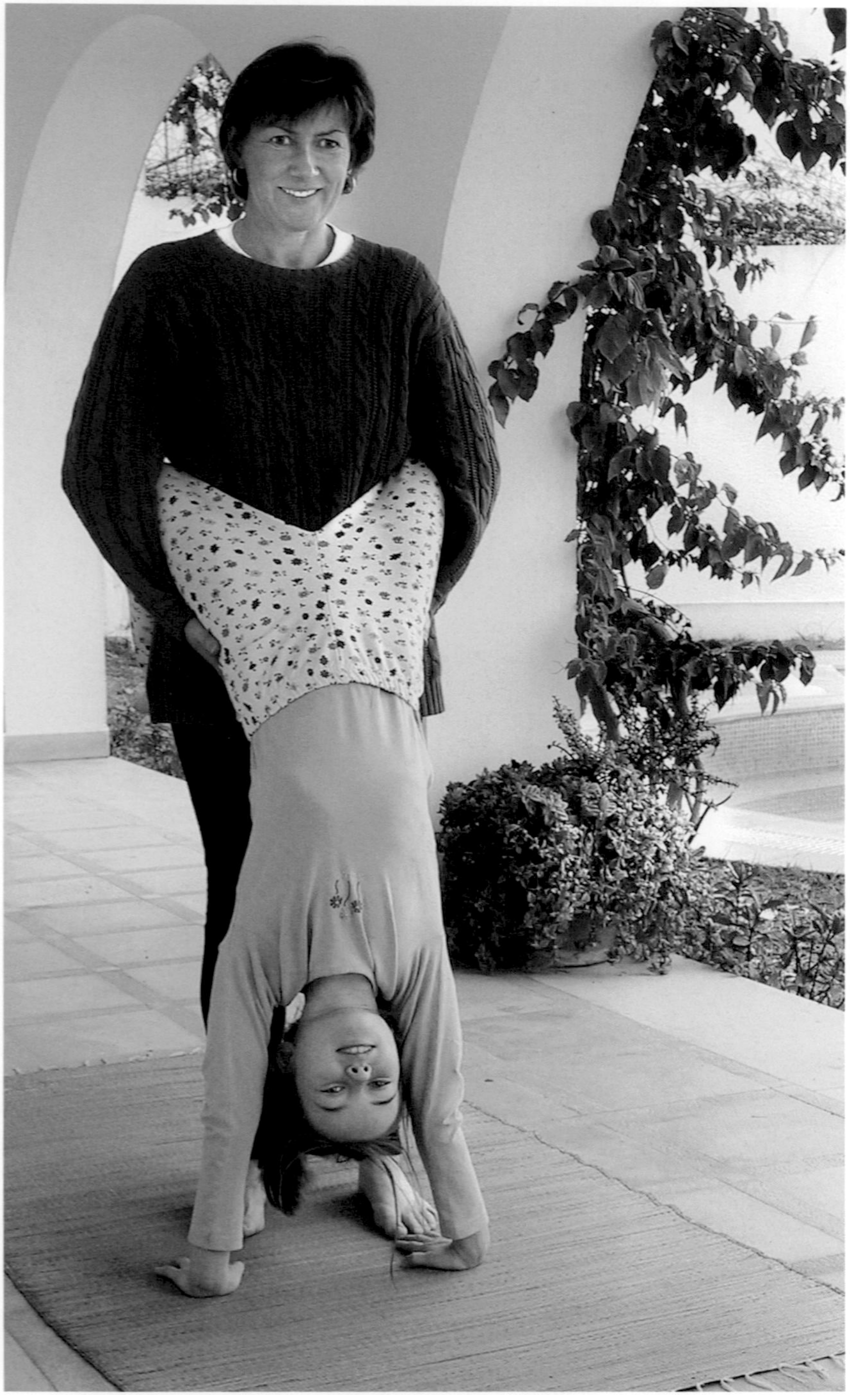

LE PETIT CHAMEAU

Maman s'allonge sur son dos et plie ses genoux. Vous vous mettez à genoux, votre dos face à ses pieds, les vôtres reposant à côté de ses hanches.

Pendant qu'elle place ses pieds sur le haut de votre dos, étirez vos bras vers l'arrière pour prendre ses mains. Doucement, maman appuie ses pieds sur votre dos et tire vos bras vers elle. Inspirez profondément et imaginez que vous traversez le désert sur un chameau énorme.

« Sentez-vous le silence qui vous entoure ?

– Oui, même les grains de sable minuscules partagent le silence.

– Que ressentez-vous ?

– C'est paisible et calmant. »

LES BIENFAITS :

La posture du chameau agenouillé tonifie les muscles abdominaux inférieurs de maman et renforce le bas de son dos. Pour l'enfant, elle crée une expansion merveilleuse dans les épaules et la poitrine. Comme bénéfice supplémentaire, les pieds de maman apportent un massage relaxant à ses omoplates et au haut de son dos.

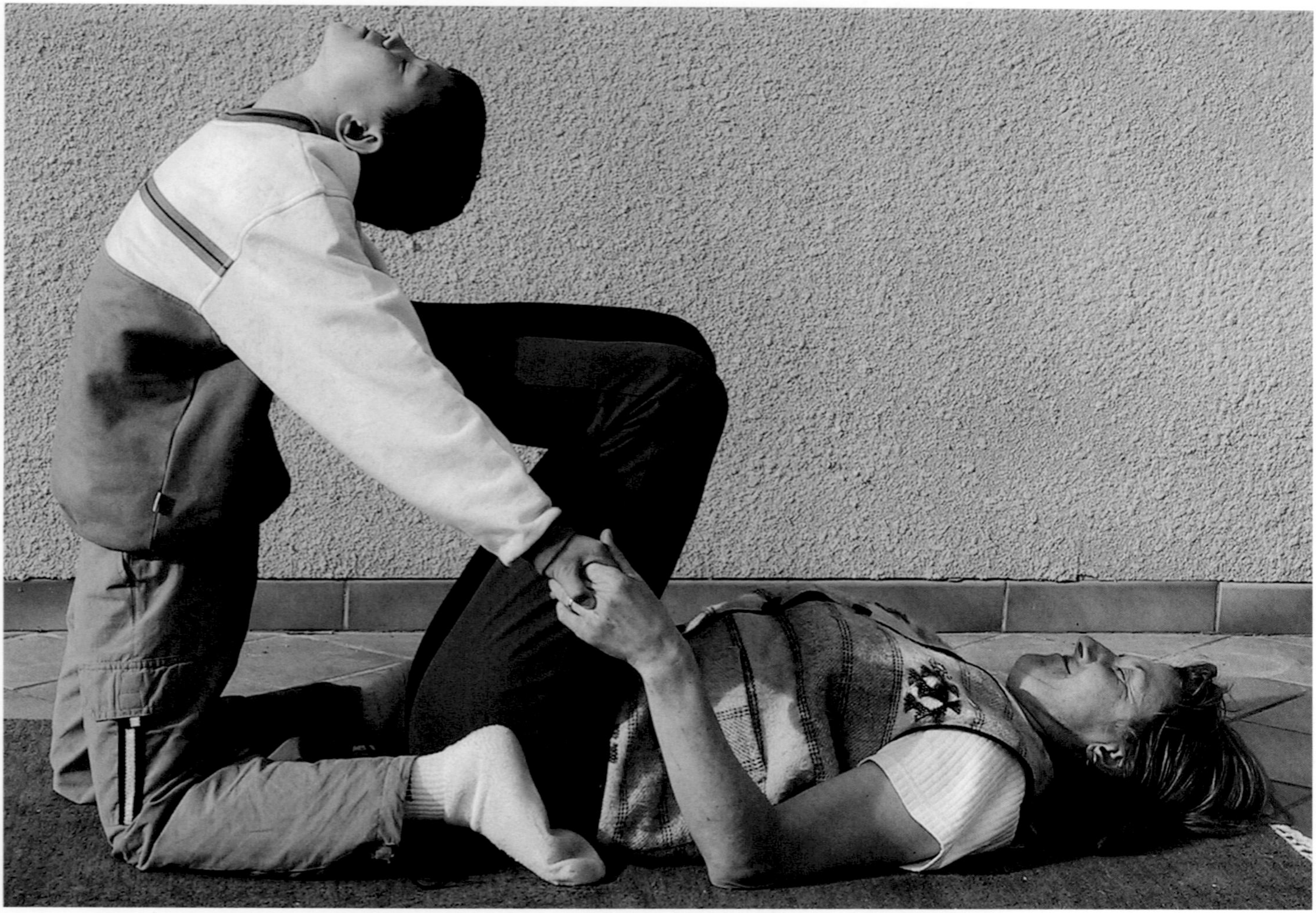

Le poisson volant

Maman s'assied, les jambes étendues vers l'avant. Vous vous mettez à genoux derrière elle, en la touchant avec vos orteils.

Maman se plie en avant et pose sa tête sur ses genoux. Si c'est facile pour elle, elle tient ses pieds avec ses mains. Vous vous penchez en arrière et vous vous allongez sur son dos. Laissez l'arrière de votre tête se détendre contre son dos et ouvrez vos bras sur les côtés.

Reposez-vous dans la posture, en inspirant profondément et en expirant longuement. Sur l'inspiration, sentez le souffle gonfler votre poitrine. Sur l'expiration, laissez vos bras se détendre davantage. Restez ainsi, en respirant ensemble, aussi longtemps que vous voulez.

« Que ressentez-vous ?

– Le poids de son corps m'aide à aller plus profondément dans la flexion avant.

– Je sens ma poitrine s'ouvrir avec le souffle. »

LES BIENFAITS :

La flexion avant est reposante et rajeunissante pour maman, et induit un état calme et méditatif. Elle étire sa colonne vertébrale et masse ses organes internes. L'enfant apprécie l'expansion naturelle de sa poitrine, qui augmente la capacité respiratoire, améliore la posture et ouvre les épaules. Cette posture est également reposante. Elle lui donne le sentiment d'être soutenu et développe sa confiance.

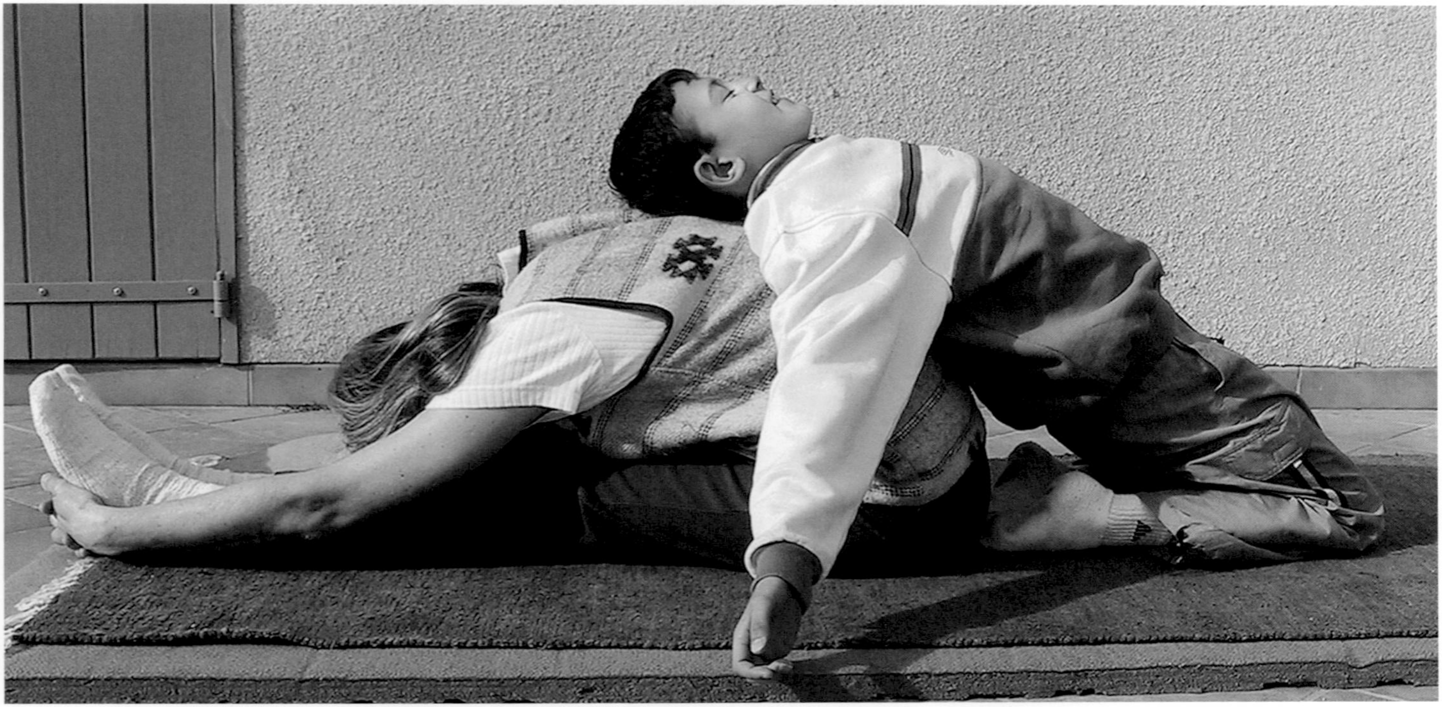

LE PRESSOIR

Allongez-vous sur le dos, fesses contre fesses, en vous tenant les mains. En inspirant, pliez les genoux contre votre poitrine et poussez la plante de vos pieds contre celles de maman.

Restez là quelques instants et respirez ensemble, tout en continuant à presser doucement vos pieds les uns contre les autres. En inspirant profondément, sentez le souffle se répandre à travers tout votre corps, dans vos jambes et dans vos pieds.

Retenez votre souffle quelques instants et sentez vos pieds pousser doucement les pieds de maman. Expirez lentement et continuez à sentir vos plantes de pied se presser les unes contre les autres.

À chaque expiration, laissez votre souffle devenir plus lent et plus doux.

Restez dans cette posture aussi longtemps que vous voulez, et appréciez ce moment de connexion silencieuse qui vous unit.

« Que ressentez-vous ?

– Quand nous inspirons, j'ai l'impression que le souffle de maman entre par le dessous de mes pieds.

– Je sens notre amour et notre connexion. »

LES BIENFAITS :

Cette posture reposante apaise le système nerveux et calme le corps et l'esprit, mettant en valeur notre expérience de l'amour et le lien silencieux qui est toujours là.

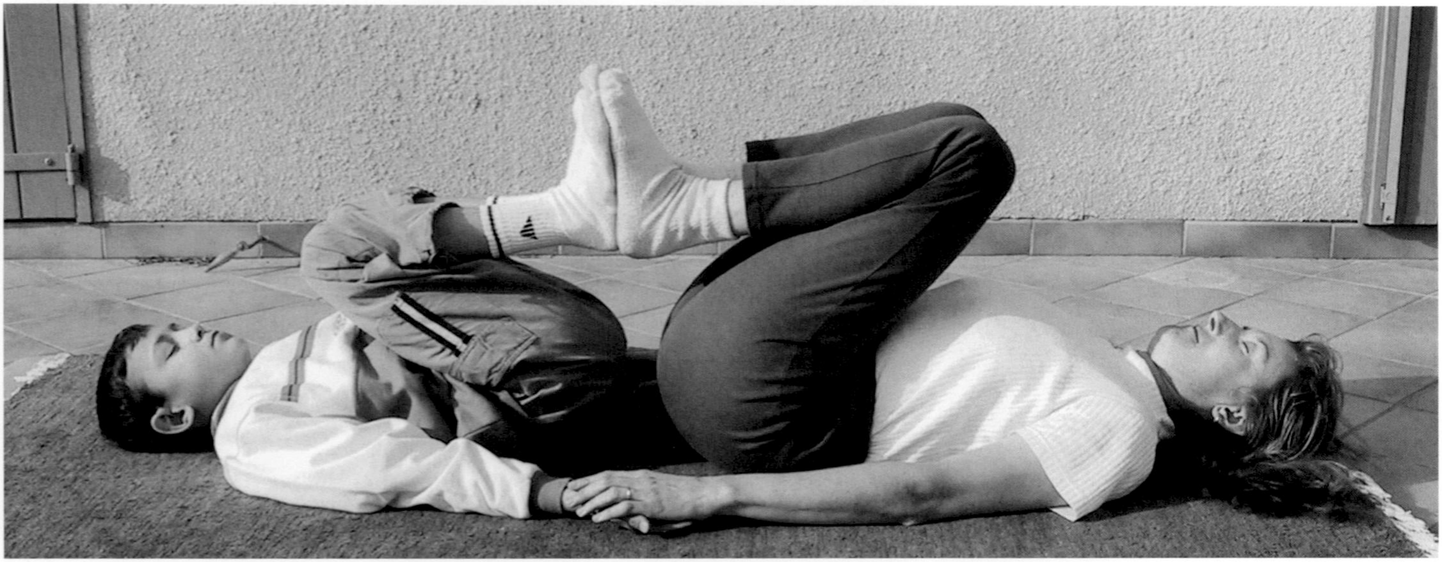

LES RAMEURS

Asseyez-vous face à votre maman, les jambes étendues et vos plantes de pied se touchant. Sur l'expiration, penchez-vous en avant et prenez les mains de votre maman. Si vous n'arrivez pas à attraper ses mains, pliez un peu les genoux. Restez là quelques instants, vos bras contre les oreilles, en respirant ensemble.

À chaque inspiration profonde, sentez le souffle se répandre jusque dans vos jambes et vos pieds. Doucement, pressez vos pieds contre ceux de maman. Sur l'expiration, laissez votre corps s'assouplir, ce qui permet à votre ventre de s'étirer vers vos cuisses.

Reposez-vous pendant quelques respirations et laissez le souffle vous amener plus profondément dans la posture. À chaque inspiration, sentez le souffle étirer votre torse et votre colonne vertébrale. À chaque expiration, laissez votre corps se détendre un peu plus.

« Que ressentez-vous ?

– Je sens un bon étirement dans les muscles arrière de mes jambes.

– Je sens la tension dans mon cou et mes épaules se dissoudre. »

LES BIENFAITS :

Cette flexion avant procure un massage de tous les organes abdominaux et étire les muscles arrière des jambes. Elle étire également les muscles du dos et permet à la colonne vertébrale de s'allonger, préparant le corps pour une posture de la colonne vertébrale plus avancée.

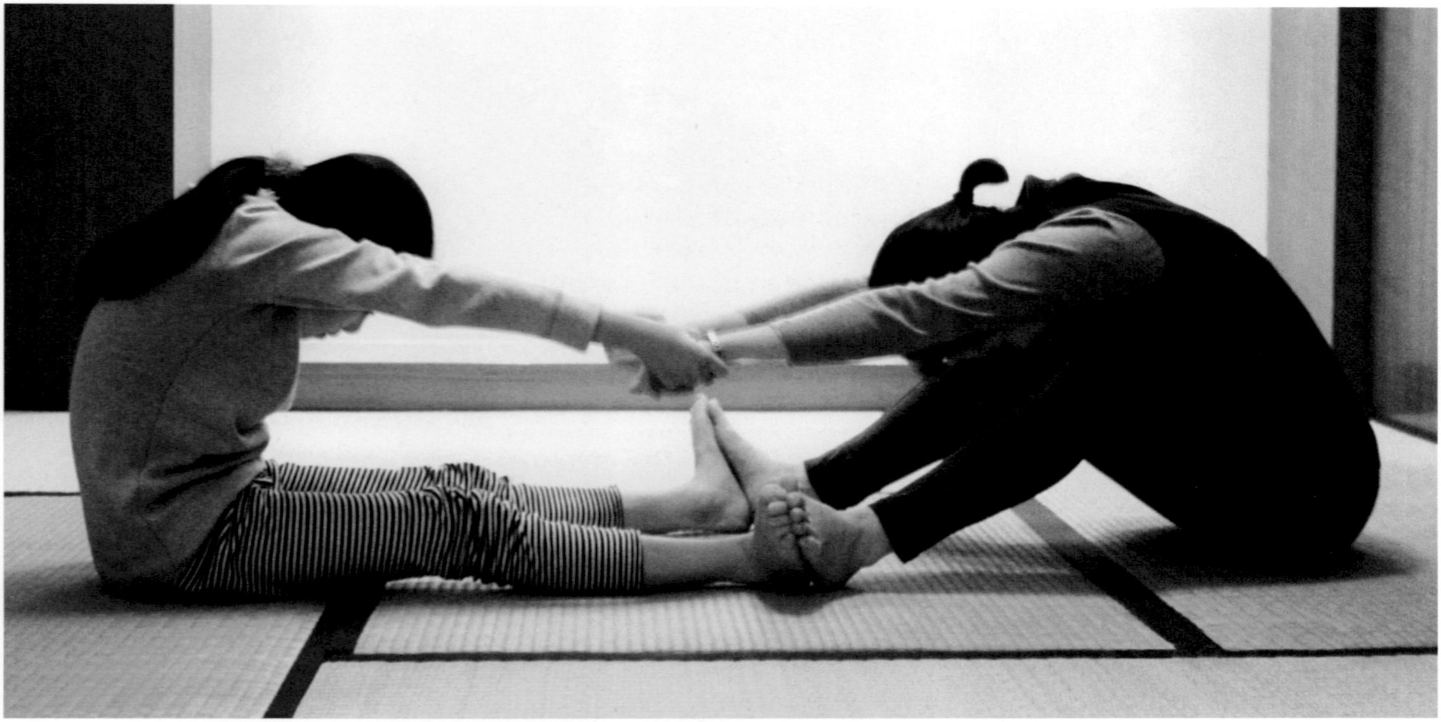

LA FEUILLE PLIÉE (TRANQUILLITÉ)

Maman s'assied sur les genoux, pose son front sur le sol et étend les bras le long de ses jambes.

Pendant qu'elle se repose ainsi dans la posture de l'enfant, asseyez-vous doucement sur le bas de son dos, ce qui lui permet d'étirer son coccyx vers ses pieds. Pendant que vous vous reposez dans cette posture en respirant ensemble, commencez à observer l'espace entre chaque respiration.

Inspirez profondément et concentrez-vous sur l'espace avant l'expiration. Expirez longuement et concentrez-vous sur l'espace avant l'inspiration. Restez là pendant quelques respirations, en continuant à descendre de plus en plus profondément dans l'espace subtil entre chaque respiration. Maintenant, concentrez-vous sur le silence que vous partagez avec votre maman. Écoutez votre maman parler sans mots.

« L'entendez-vous parler en silence ?

– Oui, quand j'écoute sans oreilles. »

Continuez à vous reposer dans cette posture aussi longtemps que vous voulez, en appréciant le moment de calme entre chaque respiration.

LES BIENFAITS :

Maman se repose dans une posture classique de yoga, dont le nom traditionnel est la posture de l'enfant ou de la feuille pliée, ou feuille repliée. Une posture qui rajeunit le corps, apaise le système nerveux et calme corps et esprit. Le flux inversé du sang augmente la circulation dans le cerveau, créant un sentiment de paix et de calme. La concentration sur l'espace entre chaque respiration met en valeur la perception du lien qui nous unit tous intérieurement et qui va au-delà des mots.

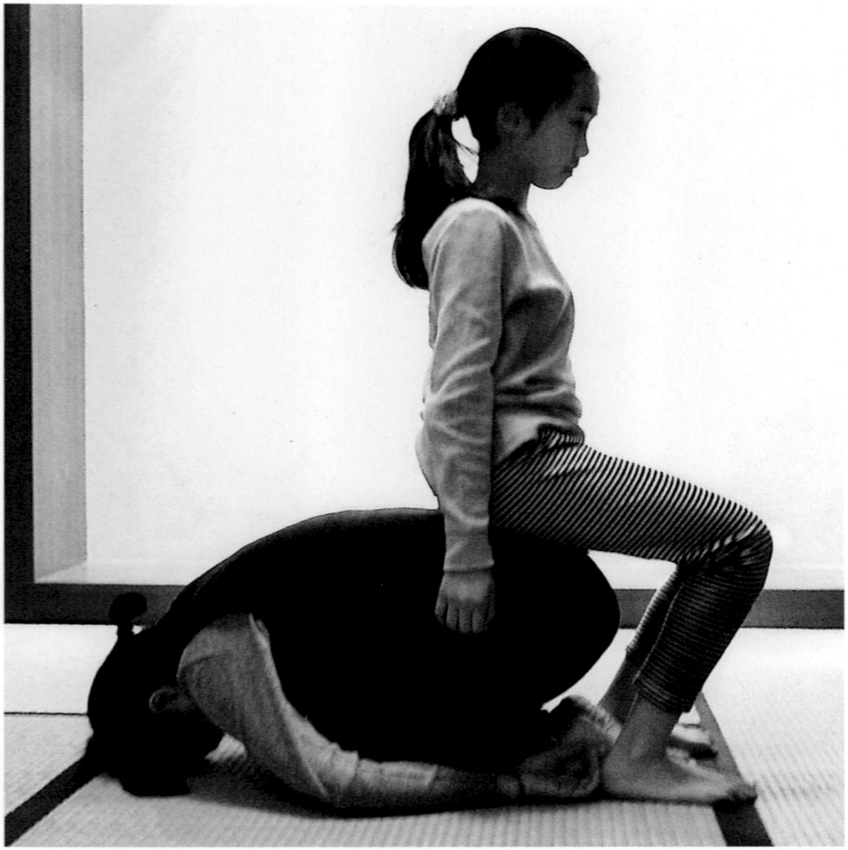

Contemplation

Imaginez que vous êtes assis sous une chute d'eau. Observez l'eau traverser votre esprit, chassant toutes les pensées. Reposez-vous là aussi longtemps que vous voulez, en appréciant cet état de calme.

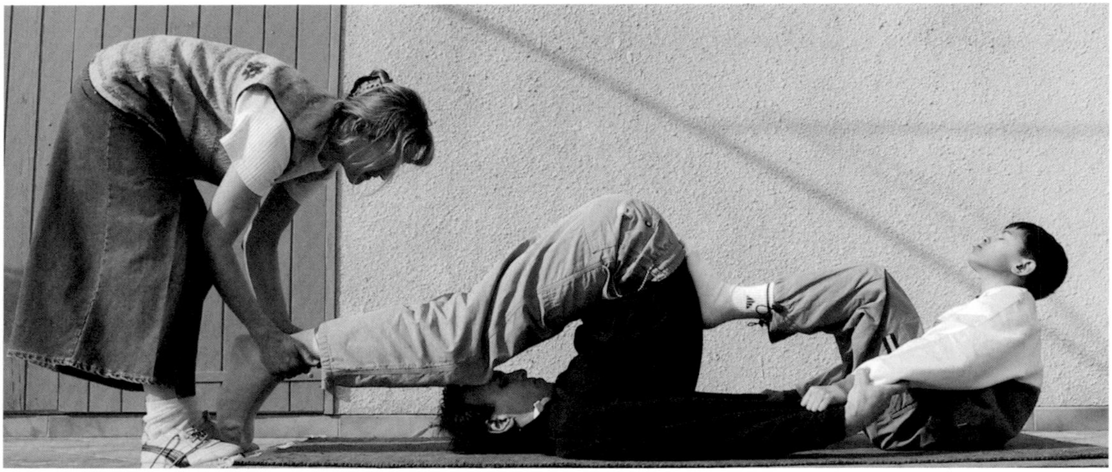

« Tu pousses et je tire. Et papa nous dira stop.
– Est-ce qu'il a déjà commencé à rajeunir ? »

CHAPITRE 4
PAPA ET MOI

Vous êtes aussi vieux que votre colonne vertébrale.

« Marchons sur cette douce terre en nous sentant reliés à tout ce qui vit. » Prière des Sioux

Cette série de postures énergisantes avec partenaire est conçue pour maintenir la colonne vertébrale de papa jeune et souple. Quand la colonne vertébrale est flexible, toutes les postures de yoga sont plus faciles et plus efficaces, car ses milliers de nerfs affectent toutes les parties du corps. En abordant le yoga de façon créative et ludique, vos enfants peuvent vous aider à gagner plus de force et de souplesse, et à entrer plus profondément dans les postures que si vous les pratiquiez seul. Cette série de postures rendra son élasticité à votre colonne vertébrale, fortifiera votre corps et votre esprit, tout en vous proposant une nouvelle manière de jouer avec vos enfants et en vous apportant plus de joie dans votre pratique du yoga.

La posture de régénération

Papa se couche sur le dos, les fesses et les jambes se reposant contre votre dos, tandis que vous êtes assis les jambes étendues vers l'avant. Restez ainsi quelques instants, en respirant ensemble.

Sur l'inspiration, visualisez le souffle qui entre par le dessus de votre tête et descend tout le long de la colonne vertébrale. Votre ventre gonfle à l'inspiration. Retenez le souffle à l'intérieur pendant un moment et concentrez-vous sur la base de votre colonne vertébrale. En expirant, visualisez le souffle qui remonte à travers chaque vertèbre, traversant le cou et sortant par le dessus de la tête. Votre ventre dégonfle à l'expiration.

En inspirant encore une fois, observez le souffle qui descend jusqu'au bas de la colonne vertébrale.

Retenez votre respiration et concentrez-vous sur le coccyx. En expirant, sentez le souffle remonter à travers chaque vertèbre et sortir par le sommet de la tête.

Restez ainsi aussi longtemps que vous le désirez, en observant le mouvement de votre souffle montant et descendant le long de votre colonne vertébrale. Si vous voulez, échangez les positions et répétez la posture.

« Comment vous sentez-vous ?

– Je me sens déjà bien détendu.

– Je sens que nous formons une équipe. »

LES BIENFAITS :

Cette posture enlève le stress de la colonne vertébrale, apaise le système nerveux, rajeunit le corps et l'esprit. La circulation du sang inversée donne du repos aux jambes fatiguées et nourrit le haut du corps. Les anciens textes sacrés du yoga expliquent qu'il y a deux canaux subtils de nerfs dans la colonne vertébrale, appelés *ida* et *pingala*. Cette technique de respiration simple unit ces deux canaux subtils, ce qui augmente notre sentiment d'unité.

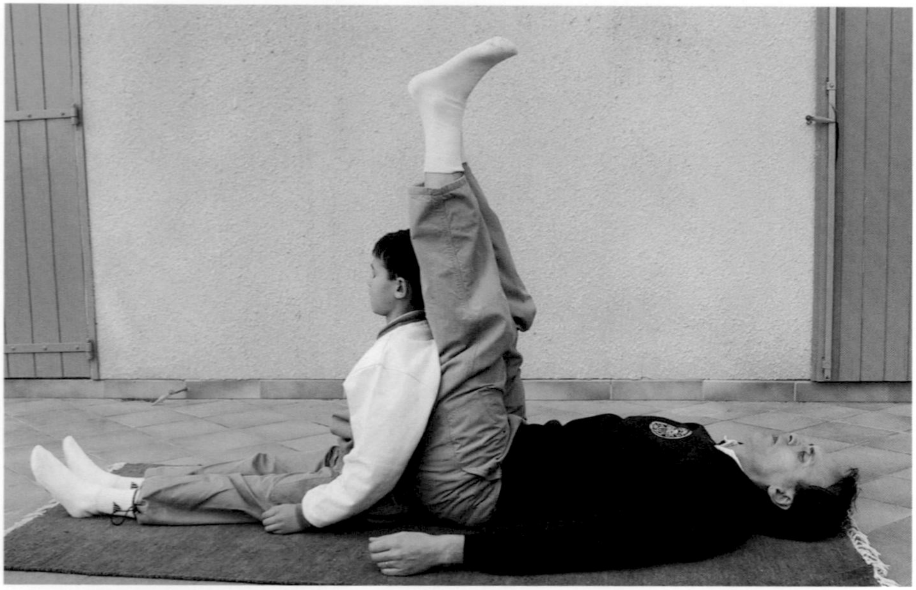

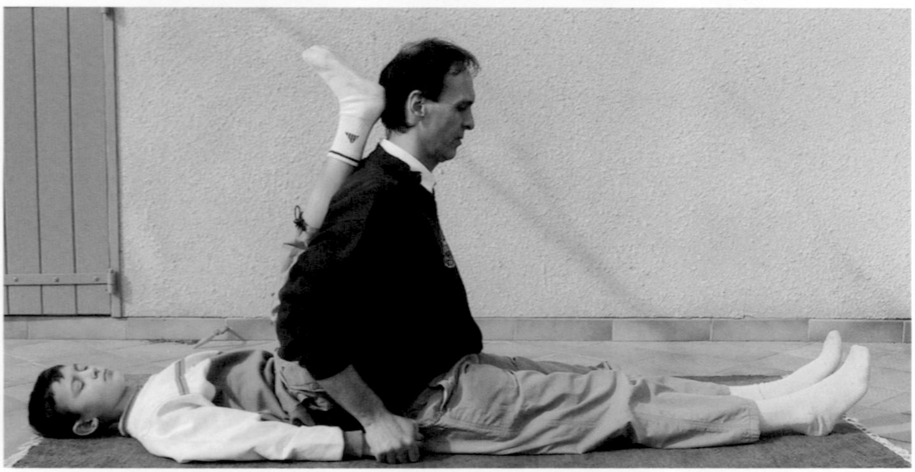

LA TORSION DE LA COLONNE VERTÉBRALE

Asseyez-vous face à votre papa. Tous les deux, pliez votre jambe gauche et allongez votre jambe droite, votre pied droit contre son pied gauche. Saisissez le bras gauche de papa avec la main gauche, et tournez-vous vers la droite.

Continuez cette torsion quelques instants, en respirant ensemble. À chaque inspiration, étirez vers le haut votre colonne vertébrale. À chaque expiration, tournez un peu plus vers la droite en regardant le plus possible en arrière.

Restez là aussi longtemps que possible, puis revenez au centre, changez la position de vos jambes et répétez la posture, dans l'autre sens.

« Que ressentez-vous ?

– Quand papa tire sur mon bras, je sens mes épaules s'ouvrir.

– Quand nous nous tirons l'un l'autre, je sens ma colonne vertébrale s'étirer. »

LES BIENFAITS :

La torsion de la colonne vertébrale tonifie les nerfs spinaux et masse les organes internes. Elle soulage également toute raideur dans les épaules et le haut du dos, tonifie les glandes surrénales, le foie et les reins. Elle produit un effet de détente sur le système nerveux et est bénéfique contre les problèmes digestifs.

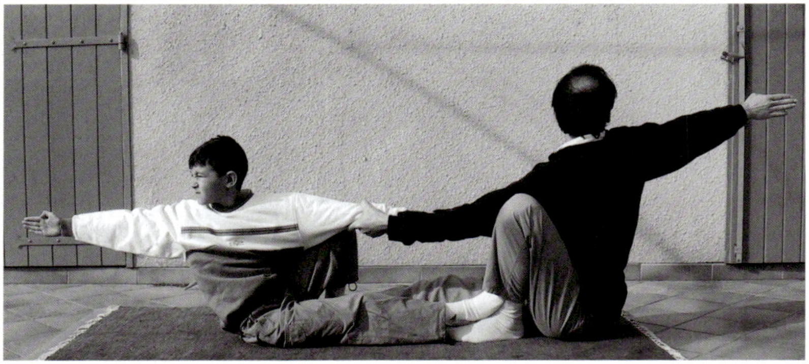

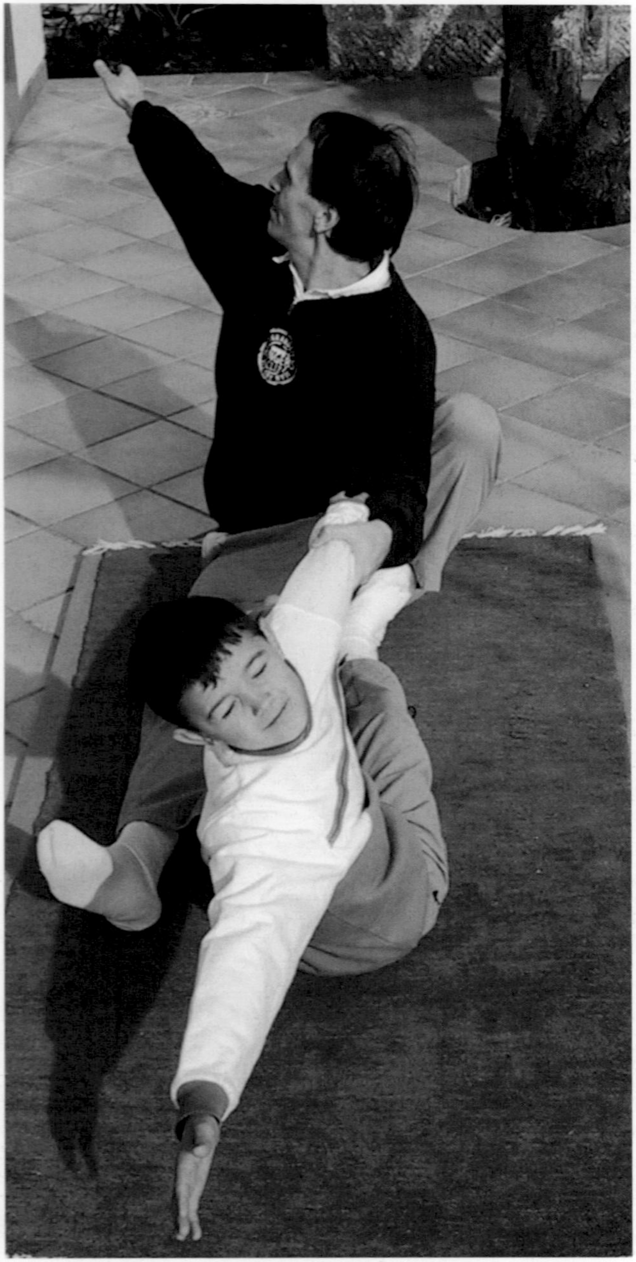

LE PONT
EN REPOS

Papa s'assied, les jambes croisées. En expirant, il descend lentement en avant, autant qu'il le peut, et met ses bras et ses mains sur le sol devant lui.

Tenez-vous debout devant lui, en lui tournant le dos, vos pieds entre ses mains. Doucement, asseyez-vous sur ses épaules. Papa tient vos chevilles avec ses mains tandis que vous vous allongez lentement sur son dos, votre colonne vertébrale alignée sur la sienne. Détendez-vous en laissant vos bras s'ouvrir sur les côtés, les paumes tournées vers le ciel.

Reposez-vous ainsi quelques instants, en respirant ensemble. En inspirant profondément, sentez votre dos s'allonger contre celui de papa. En expirant longuement, laissez vos muscles se ramollir et sentez votre corps se détendre davantage.

« Que ressentez-vous ?

– Je sens le souffle ouvrir ma poitrine.

– Son poids sur mon dos m'aide à me relâcher un peu plus en avant. »

LES BIENFAITS :

Cette posture étire la colonne vertébrale de papa et les muscles de son dos. Elle améliore également la souplesse des articulations de ses hanches. L'enfant apprécie une expansion sans effort dans tous les muscles de l'avant du corps. Le flux inversé du sang augmente la circulation dans le torse et la tête, créant un sentiment de calme et de paix.

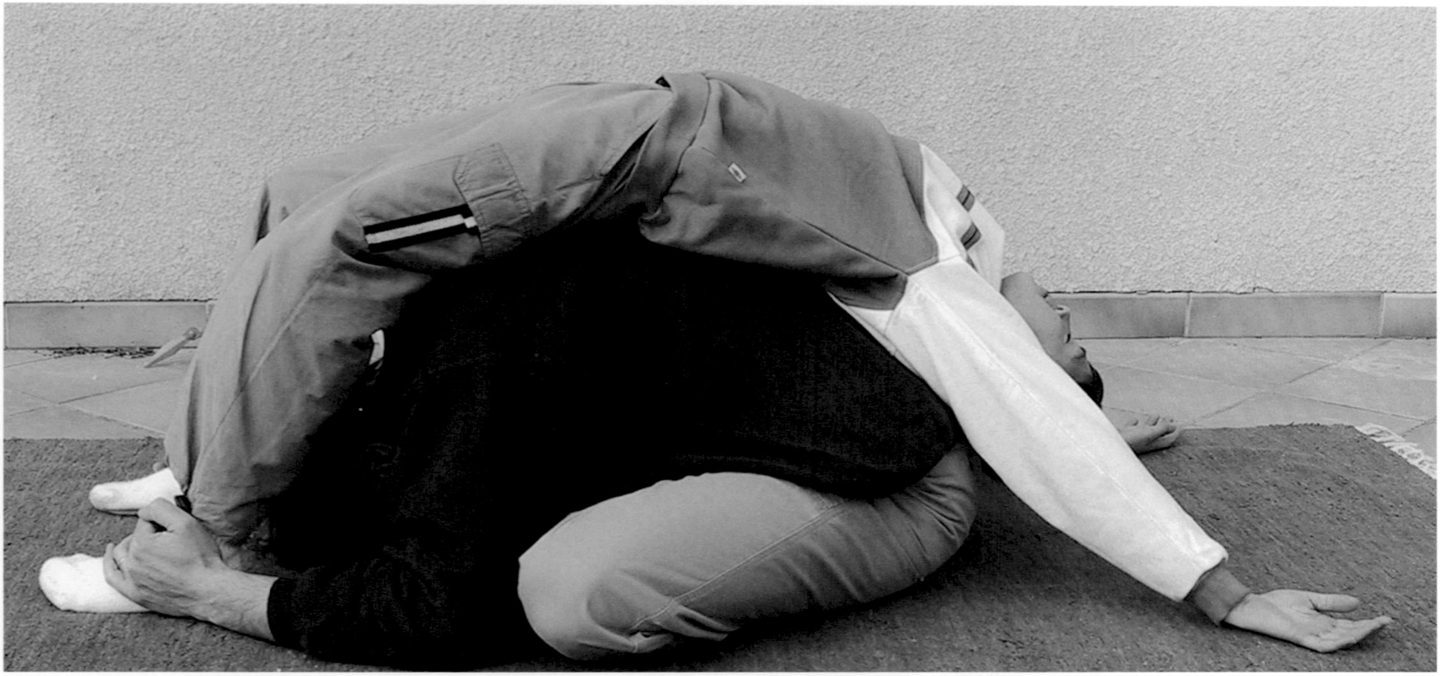

MASSAGE DE DOS POUR PAPA

Papa se repose dans la posture de l'enfant, le front au sol et les bras en arrière. Placez vos mains sur le haut et le bas de son dos, et reculez vos pieds de façon à prendre la position pour faire des pompes.

Tandis que vous montez et descendez pendant dix pompes, vos mains appuient doucement sur la colonne vertébrale de papa et lui donnent un bon massage.

Descendez sur vos genoux et reposez-vous pendant une minute. Si vous voulez, changez vos mains de position et faites d'autres pompes, jusqu'à ce que vous ayez massé toute la colonne vertébrale de papa.

« Comment vous sentez-vous ?

– C'est amusant !

– C'est un beau massage ! »

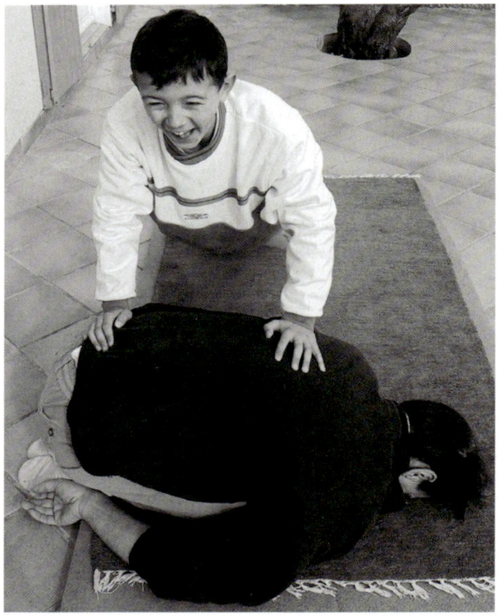

LES BIENFAITS :

Papa se repose dans la posture de l'enfant, une posture traditionnelle de yoga qui calme le système nerveux et rajeunit le corps et l'esprit. Elle étire la colonne vertébrale, soulage les tensions dans la région lombaire et procure un étirement nourrissant à tous les muscles du dos. Le poids de l'enfant qui pousse permet à papa de glisser plus profondément dans la posture que s'il pratiquait seul. L'enfant fortifie ses bras et le haut de son corps, tout en donnant à son papa un massage de la colonne vertébrale sans effort.

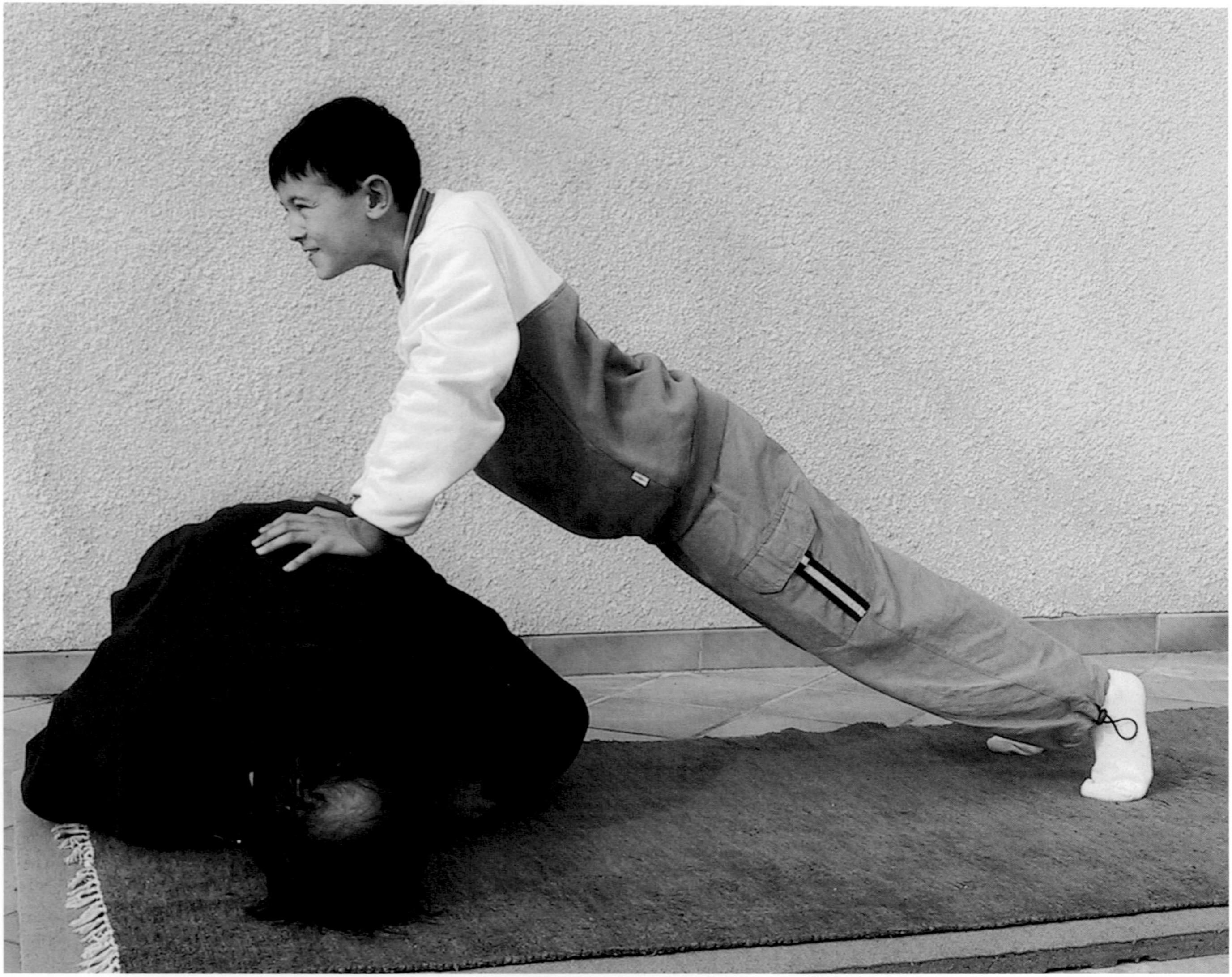

Travailler la charrue

Allongez-vous sur le dos et soulevez vos jambes jusqu'à ce que vos pieds touchent le sol derrière votre tête. Papa s'assied devant vous, attrape vos mains et place ses pieds au bas de votre dos. Restez là quelques instants en respirant ensemble.

À chaque inspiration, papa tire légèrement sur vos bras. À chaque expiration, il pousse votre dos doucement avec ses pieds. Détendez-vous plus profondément dans la posture avec chaque expiration.

Après quelques respirations, vous pouvez sortir lentement de la posture et inverser les positions.

« Que ressentez-vous ?

– Je sens la colonne vertébrale de papa qui s'étire.

– Je me sens déjà beaucoup plus jeune. »

LES BIENFAITS :

Cette posture augmente la souplesse de la colonne vertébrale, détend le cerveau et rafraîchit les jambes. Elle fortifie également le dos et augmente la mobilité dans les articulations des hanches. Elle calme et nourrit le corps tout entier, et aide les sens à se tourner vers l'intérieur, permettant au corps et à l'esprit de se baigner dans la source de la joie et de l'amour qui réside dans le cœur.

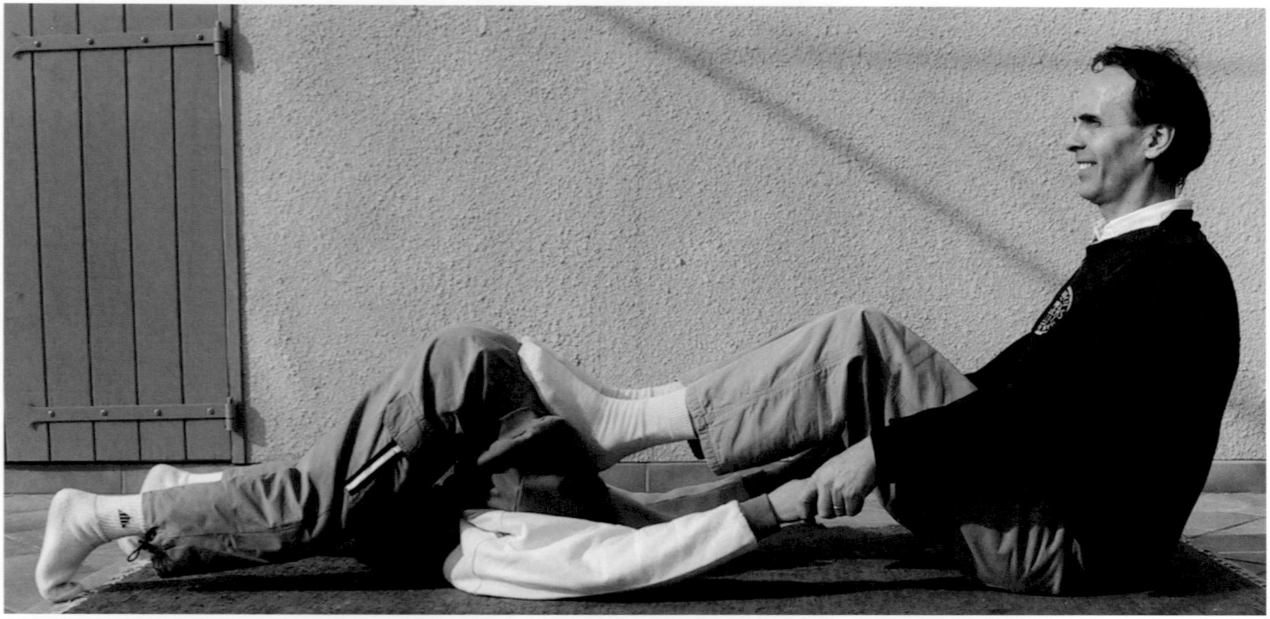

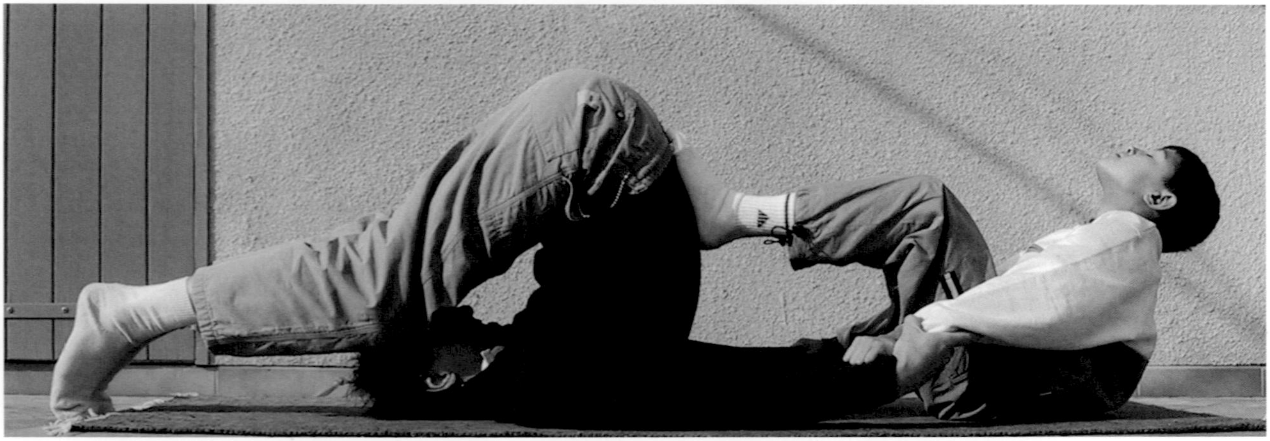

LE CHAMEAU VOLANT

Papa s'allonge sur le dos et plie les genoux. Vous vous tenez debout devant lui, en lui tournant le dos.

Pendant que papa place ses pieds en haut de votre dos, étirez vos bras en arrière pour saisir ses mains. Reposez-vous en inspirant profondément et en expirant longuement ensemble.

À chaque inspiration, papa tire doucement vos bras vers lui. À chaque expiration, il pousse légèrement sur ses pieds, vous permettant de cambrer davantage le dos. Laissez tous vos muscles s'assouplir et se détendre pendant que papa tire doucement votre dos.

Restez là quelques instants, en inspirant profondément dans votre poitrine, aussi longtemps que vous le pouvez.

« Que ressentez-vous ?

– J'ai l'impression que je grandis de plus en plus.

– Cela ressemble à une thérapie pour le bas de mon dos. »

LES BIENFAITS :

Le chameau volant assouplit la colonne vertébrale, ouvre les épaules et la poitrine, améliore la posture et augmente la capacité respiratoire. Il renforce les muscles abdominaux, le bas du dos de papa et inverse la circulation du sang, rajeunissant ses jambes. Cette posture élève l'esprit, augmente l'énergie et le courage intérieur.

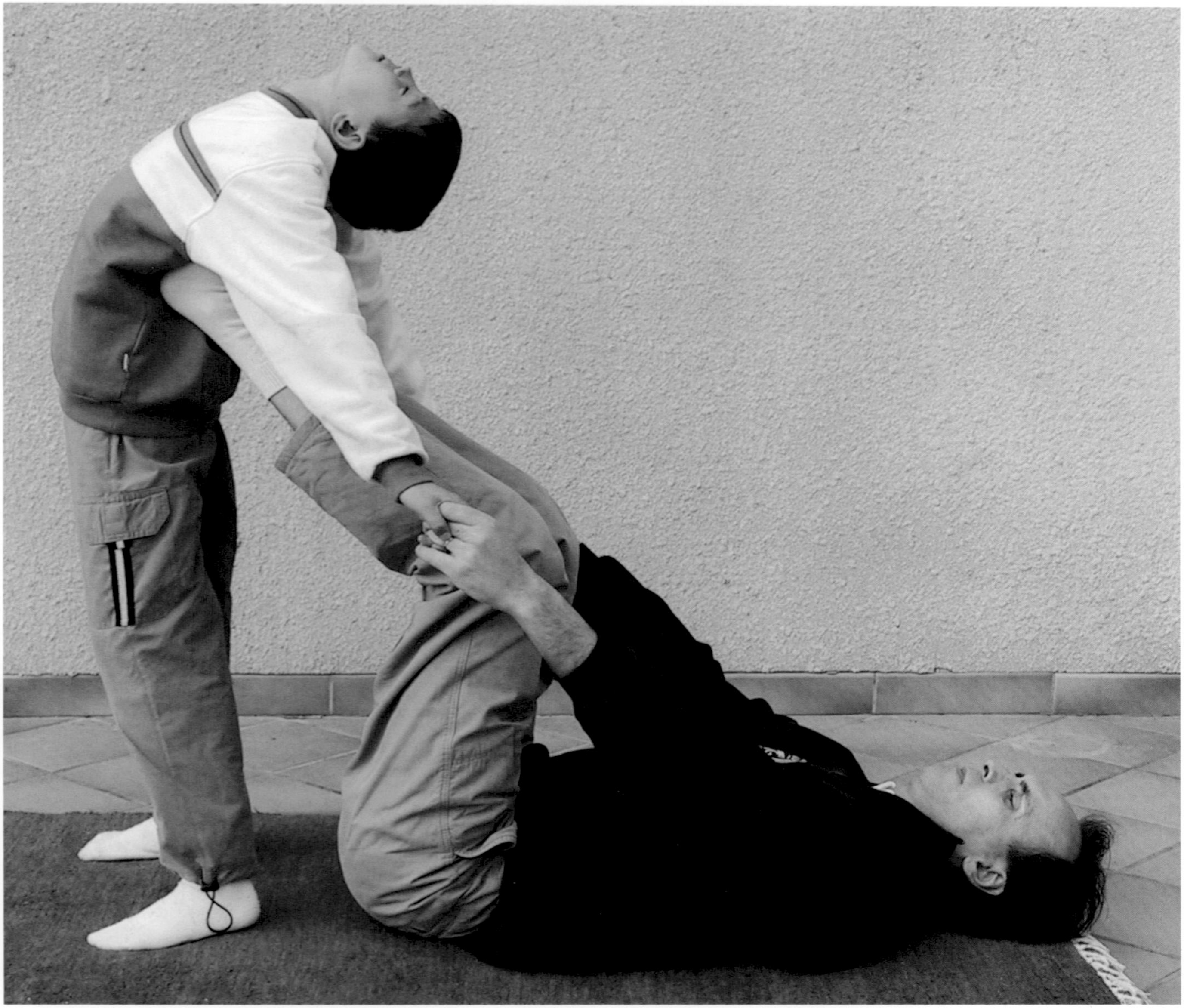

LA SAUTERELLE

Allongez-vous sur le ventre, le front au sol et les bras reposant le long du corps. Papa se tient au-dessus de vous, les pieds de part et d'autre de vos hanches.

Alors que papa plie ses genoux et place ses mains sur le bas de votre dos, cambrez le dos et étirez vos mains vers l'arrière pour tenir l'arrière de ses jambes, juste au-dessous de ses genoux. Pendant que papa appuie doucement sur vos hanches, soulevez vos jambes à quelques centimètres du sol. Reposez-vous quelques instants dans cette posture, en respirant profondément.

À chaque inspiration, laissez votre corps tout entier s'ouvrir. À chaque expiration, montez un peu plus haut.

Pendant que vous vous reposez dans la posture, fermez les yeux et concentrez-vous complètement sur votre souffle.

Quand vous êtes prêt à sortir de la posture, lâchez les jambes de papa et redescendez lentement vers le sol.

« Comment vous sentez-vous ?

– Quand je tire sur les jambes de papa, c'est facile de monter plus haut.

– Quand je plie les genoux, je sens ma colonne vertébrale s'étirer vers le haut. »

LES BIENFAITS :

C'est une version avec partenaire de la sauterelle, une posture classique de yoga qui maintient la colonne vertébrale souple et tonifie les reins, le foie ainsi que tous les organes internes. C'est une bonne contre-posture à pratiquer après celles de flexion avant. Elle fortifie également le dos et augmente l'expansion du diaphragme. Cette version de la posture de la sauterelle étire la colonne vertébrale, renforce les jambes et le bas des muscles abdominaux du partenaire debout. Elle améliore également la posture et chasse le cafard de l'hiver. Elle rend l'esprit gai et léger.

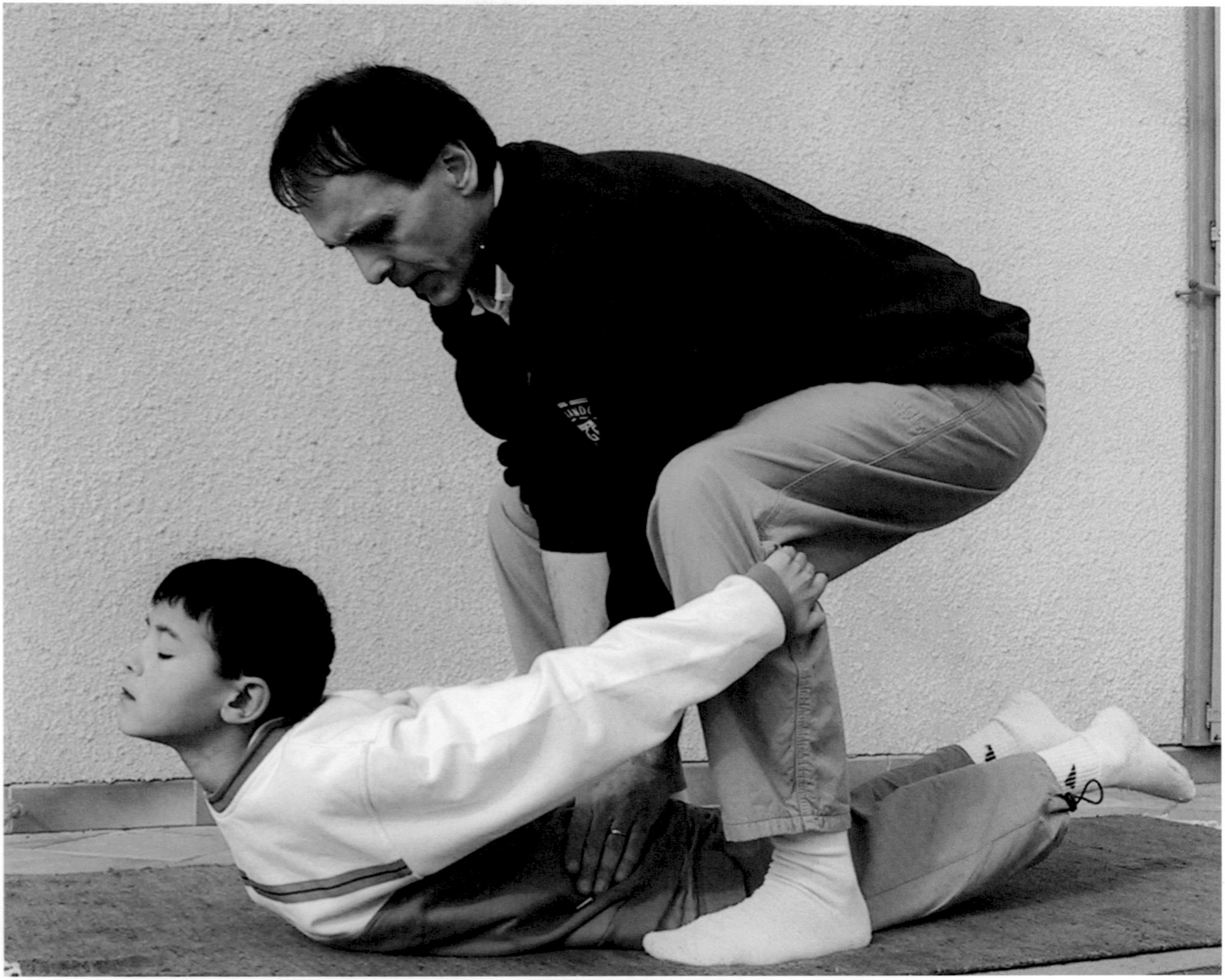

MÊLÉS

Reposez-vous dans la posture de l'enfant (voir page 22), le sommet de vos têtes se touchant. Placez vos mains sur les épaules de votre partenaire.

Fermez les yeux et reposez-vous ainsi, en inspirant profondément et en expirant longuement. Puis commencez à observer l'espace entre chaque respiration. Inspirez profondément et concentrez-vous sur l'espace avant l'expiration. Expirez longuement et concentrez-vous sur l'espace avant l'inspiration. Reposez-vous quelques respirations de plus, en continuant à vous concentrer sur l'espace subtil entre elles.

Restez là aussi longtemps que vous voulez, en appréciant le moment de silence entre les respirations.

« Que ressentez-vous ?

– Je sens l'espace entre deux respirations qui s'allonge.

– Je sens deux espaces qui se fondent l'un dans l'autre. »

LES BIENFAITS :

La concentration sur l'espace entre deux respirations nous amène sans effort dans un état naturel de méditation. La pratique de cette posture avec un partenaire nous nourrit sur les plans physique et émotionnel, crée un sentiment d'harmonie et d'union.

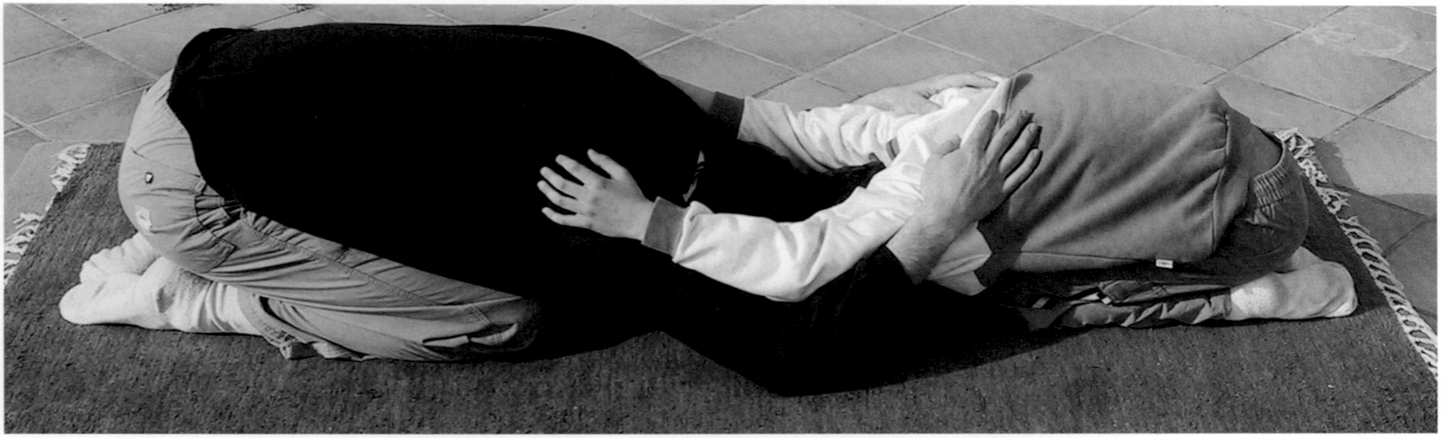

Contemplation

Imaginez que vous contemplez un ciel sans nuages. Reposez-vous ainsi aussi longtemps que vous voulez, en appréciant ce silence.

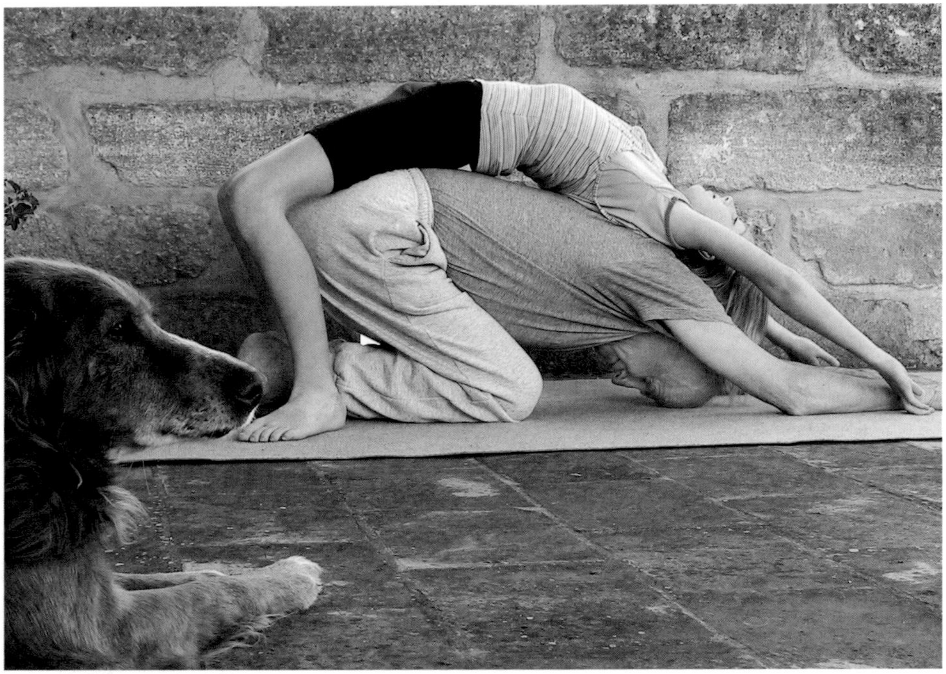

« Papi, Caramel a l'air de faire presque la même posture que toi.
– Il veut rester jeune lui aussi. »

CHAPITRE 5

SOYEZ UNE FONTAINE DE JEUNESSE POUR MAMIE ET PAPI

Postures fortifiantes pour les jeunes de cœur.

« Béni soit le souffle de vie qui règne sur ce monde. Apporte-nous, ô souffle, ta chère forme, que nous puissions vivre ! Accorde-nous ton pouvoir de guérison ! » *Arthava Veda*, XI-4

La philosophie du yoga voit les dernières années de notre vie comme une période d'approfondissement de notre sagesse et de notre amour. Lorsque nous vieillissons, l'état de nos organes internes affecte notre santé. Cette série conçue pour que les petits-enfants pratiquent avec leurs grands-parents propose une suite de postures rajeunissantes et ludiques qui maintiendront des organes internes sains et un système glandulaire fort. Cette « fontaine de jeunesse » inclut des techniques de respiration qui permettent à la force vitale de circuler à travers tous les organes, toutes les glandes et tous les systèmes du corps.

LE SOUFFLE REVITALISANT

Commencez par vous asseoir dos à dos, les jambes croisées. Laissez la paume de vos mains se reposer doucement sur vos genoux.

Prenez quelques minutes pour vous concentrer sur votre souffle et synchronisez-le avec celui de votre grand-père. Expirez ensemble, par le nez. Inspirez profondément, remplissant ainsi votre corps de souffle et d'énergie.

De nouveau, expirez longuement et lentement. Sur la prochaine inspiration, inspirez dans votre dos et sentez le souffle l'étirer contre celui de votre grand-père. Continuez à synchroniser vos souffles et appréciez ces quelques minutes de connexion silencieuse.

« Que ressentez-vous ?

– Je sens que nous partageons le même souffle.

– Je me suis rendu compte que cette connexion silencieuse est toujours là, mais souvent nous sommes trop occupés pour la remarquer. »

LES BIENFAITS :

Cet exercice de respiration simple accroît la capacité respiratoire, apaise le système nerveux, revitalise le corps et l'esprit.

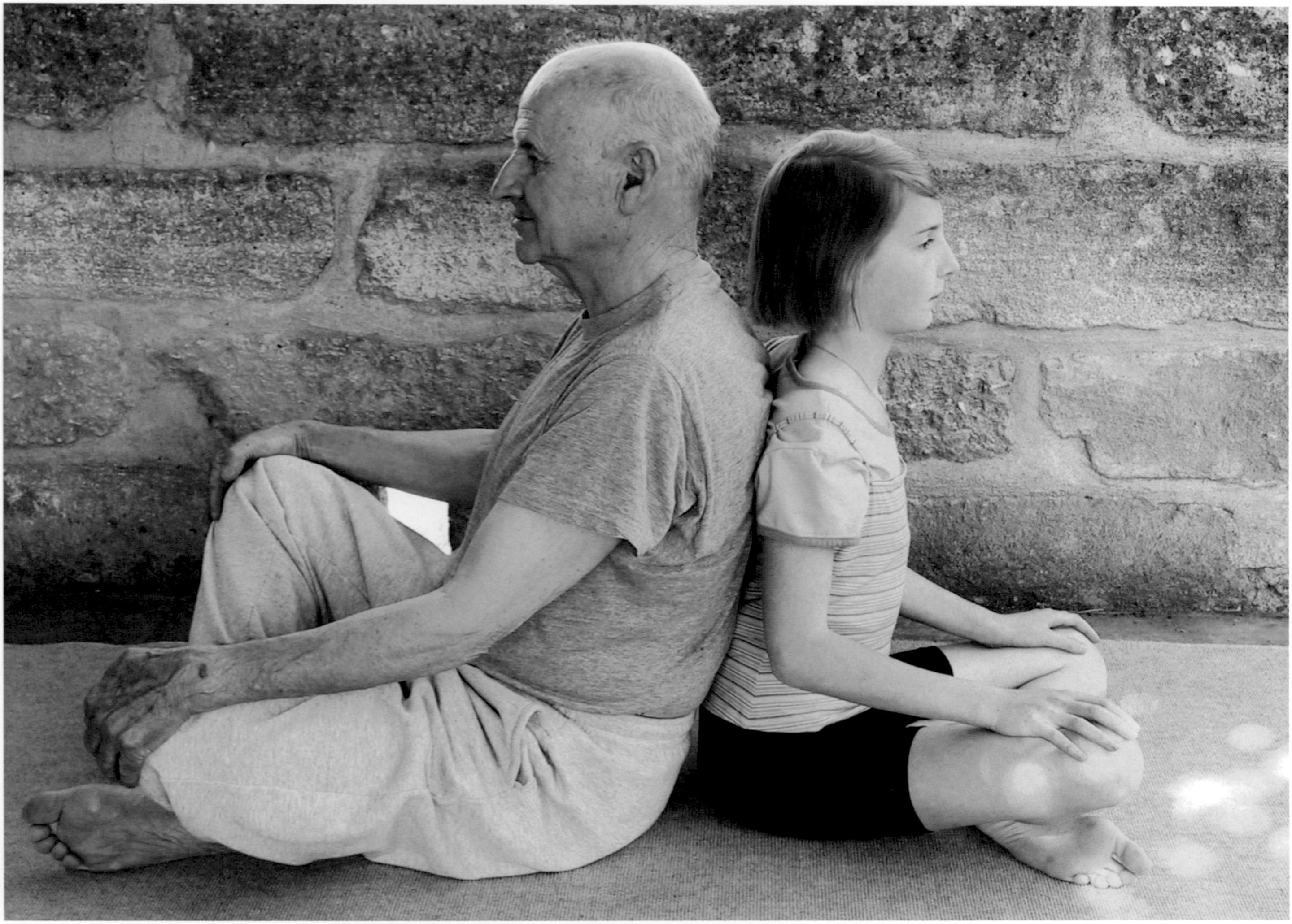

L'ÉTIREMENT DES BRAS

Asseyez-vous dos à dos, les jambes croisées. En inspirant, levez les bras derrière la tête pour que papi puisse attraper vos mains.

En expirant, papi plie les coudes et étire doucement vos bras pendant qu'il se penche lentement en avant. Inspirez profondément et laissez le souffle ouvrir votre poitrine et vos épaules. À chaque expiration, sentez votre corps s'adoucir et s'abandonner un peu plus à l'étirement.

Restez là pendant quelques respirations, en permettant à chaque expiration de vous faire aller dans un étirement plus profond. Quand vous êtes prêt, revenez lentement à votre position initiale et inversez les rôles.

« Que ressentez-vous ?

– Je sens le souffle ouvrir ma cage thoracique et ma poitrine.

– Je sens nos épaules respirer ensemble. »

LES BIENFAITS :

Cet étirement simple augmente la capacité respiratoire et crée sans effort une expansion des articulations des épaules, de la poitrine et du diaphragme. Il fortifie également les bras et développe la souplesse de la colonne vertébrale.

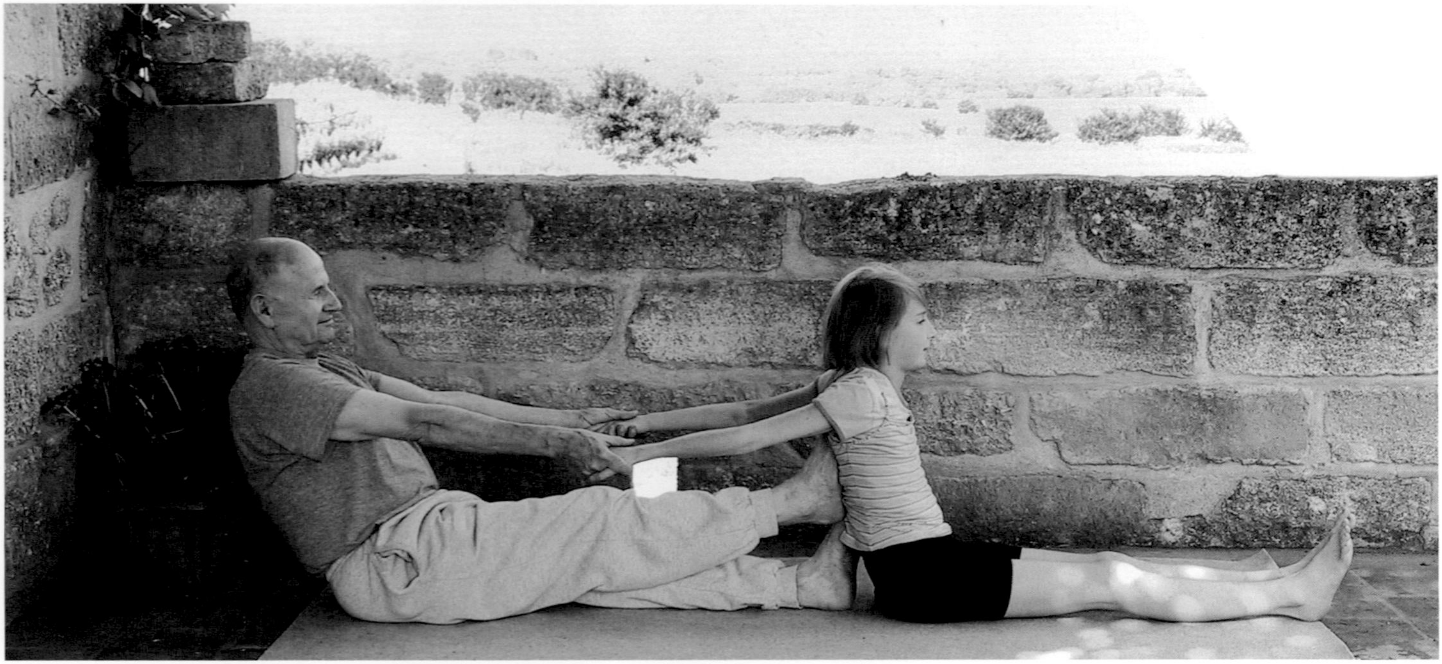

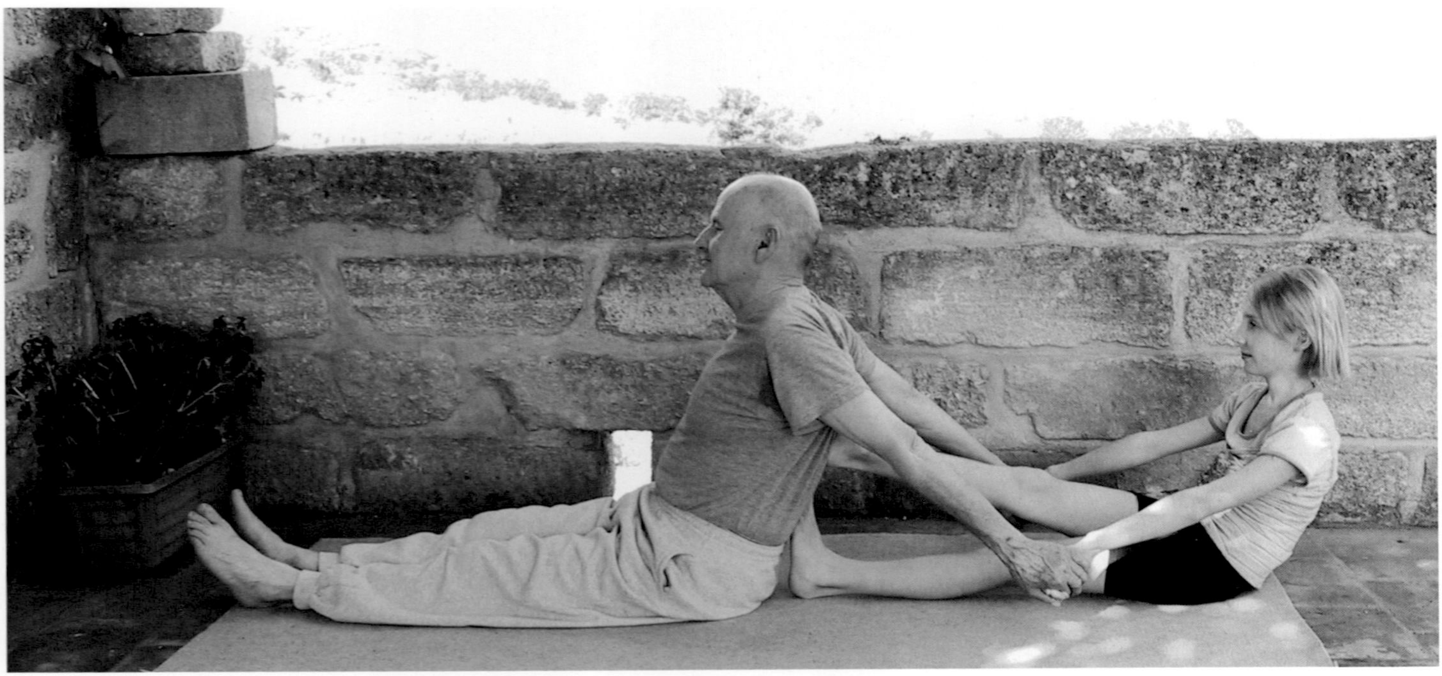

LE PONT

Papi se repose dans la posture de l'enfant (voir page 22), le front au sol et les bras étirés devant lui. Vous vous asseyez doucement sur le bas de son dos. Vous vous allongez lentement sur son dos et vous étirez vos bras en arrière, jusqu'à ce que vos doigts touchent ses bras.

Reposez-vous, en respirant ensemble. Pendant que vous inspirez profondément, visualisez le souffle qui descend jusqu'au bas de votre colonne vertébrale. Retenez le souffle pendant un moment et concentrez-vous sur votre coccyx, à la base de la colonne vertébrale. En expirant lentement, imaginez une lumière dorée remontant vers le haut de la colonne vertébrale, comme les rayons lumineux du soleil.

Reposez-vous là pendant quelques respirations, en imaginant la chaleur du soleil se répandant à travers tout votre corps.

« Sentez-vous la lumière dorée du soleil vous remplir d'énergie ?

– Je la sens descendre dans mes jambes et entrer dans mes pieds.

– Je la sens remonter dans ma colonne vertébrale. »

LES BIENFAITS :

Papi se repose dans la posture de l'enfant, qui rajeunit le corps, apaise le système nerveux et calme l'esprit. Cette posture est également calmante, reposante et revigorante pour l'enfant. La circulation inversée du sang dans la tête crée un sentiment de calme et de paix. Cette posture étire également la colonne vertébrale et ouvre la poitrine, créant un bon équilibre. La technique de respiration dans la colonne vertébrale accroît la circulation dans les milliers de terminaisons nerveuses autour de chaque vertèbre, redonnant ainsi de l'énergie au corps tout entier.

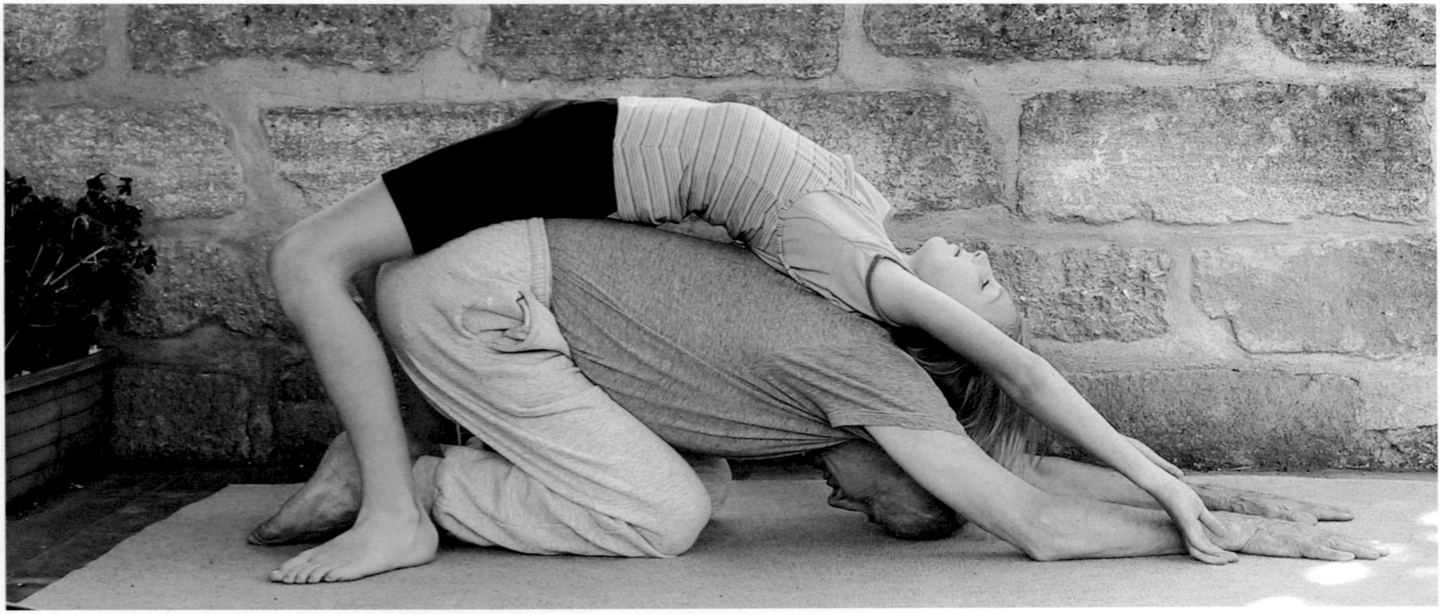

LA POSTURE YIN/YANG

Papi se met à genoux, les mains sur le sol devant lui. Vous vous asseyez sur le bas de son dos, en plaçant votre coccyx sur le sien.

Allongez-vous lentement sur son dos et laissez vos bras tomber sur les côtés. Inspirez ensemble profondément.

Expirez lentement, tandis que papi pousse le sol avec ses mains pour arrondir son dos. Reposez-vous dans cette posture, en faisant ensemble quelques respirations profondes.

Quand vous êtes prêt à sortir de la posture, papi s'assied dans la posture de l'enfant (voir page 22), pendant que vous vous levez lentement.

« Que ressentez-vous ?

– C'est très calmant et très relaxant.

– Je sens le bas de mon dos s'ouvrir avec le souffle. »

LES BIENFAITS :

Cette posture est reposante, revigorante et tonifie le corps avec un minimum d'efforts. Pendant que papi pousse le sol avec ses mains, le poids de l'enfant fortifie ses bras et ouvre les articulations de ses épaules. Le fait de courber le dos stimule les milliers de nerfs de la colonne vertébrale, fortifie le bas du dos et est calmant et relaxant. L'enfant apprécie un étirement des muscles abdominaux inférieurs, des épaules et de la poitrine.

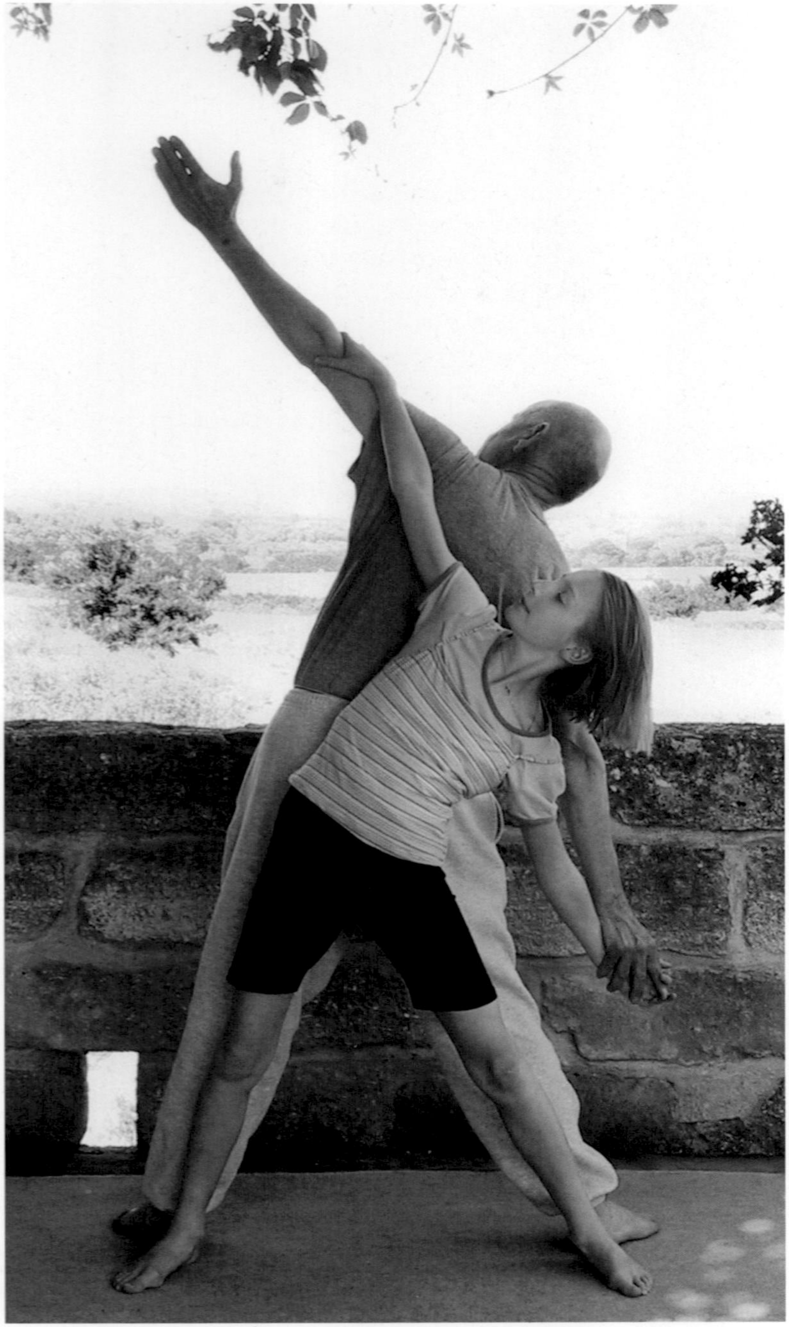

LA TORSION TANGO

Tenez-vous dos à dos, les pieds écartés d'environ un mètre. En inspirant, levez les bras sur les côtés, au niveau des épaules. Expirez et saisissez-vous les mains. Tournez votre pied avant de quatre-vingt-dix degrés, et votre pied arrière légèrement vers l'intérieur. En inspirant, étirez votre main avant derrière votre dos, vers votre jambe arrière, et tournez votre torse pour faire face à votre partenaire.

En expirant, levez votre bras arrière et étirez-le vers l'avant. Restez là quelques instants, en respirant ensemble. Réajustez vos pieds pour que vos hanches se touchent, et étirez votre bras avant vers l'avant et votre bras arrière vers l'arrière. Appréciez l'étirement de l'intérieur de vos bras. Sur l'inspiration, rentrez le coccyx pour étirer votre colonne vertébrale.

Tout en vous étirant vers le haut jusqu'au sommet de la tête et vers le bas jusqu'à la base de la colonne vertébrale, étirez-vous d'un côté à l'autre avec vos bras. Sentez la merveilleuse polarité créée par cette posture, détendez votre cou et permettez à votre corps d'entrer plus profondément dans la posture. Reposez-vous quelques instants, votre corps aussi tranquille qu'une montagne et votre souffle fluide comme un danseur. Inspirez profondément jusque dans vos pieds et sentez la torsion dans les muscles de vos jambes ; sentez aussi l'énergie monter à travers votre corps lorsque vous vous étirez d'un côté à l'autre avec vos bras.

Quand vous êtes prêt à sortir de la posture, baissez le bras avant et levez votre bras arrière vers le ciel. En expirant, lâchez votre bras avant et tournez pour vous retrouver de nouveau dos à dos avec papi. Reposez-vous quelques instants, en observant votre souffle et la chaleur dans les articulations de vos épaules. Puis répétez la torsion tango, de l'autre côté.

« Que ressentez-vous ?

– Je sens mes épaules s'ouvrir et mes bras s'étirer d'un côté à l'autre.

– On aurait dit que nous faisions un tango intérieur. »

LES BIENFAITS :

La torsion tango tonifie les muscles des bras, ouvre les articulations des épaules, fortifie les jambes et le bas du corps. Elle nous met dans un état d'esprit très léger et nous aide à chasser le cafard de l'hiver.

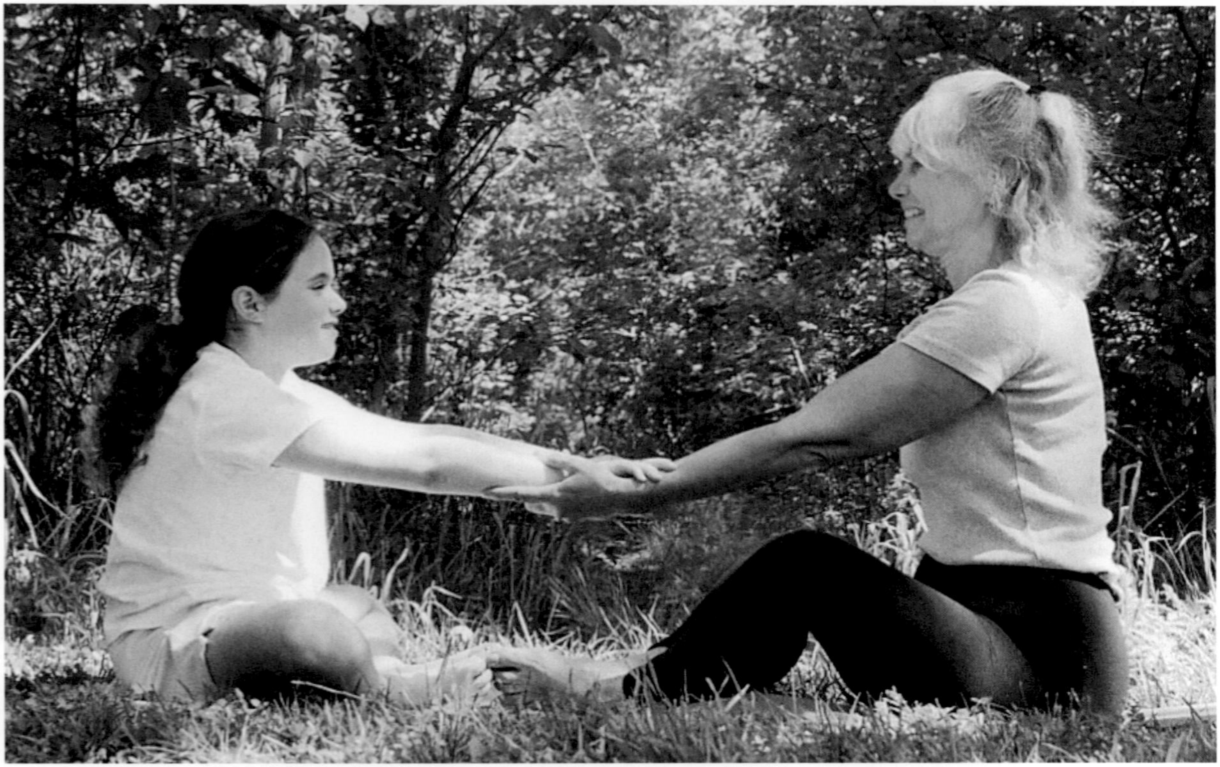

LA FONTAINE DE JEUNESSE

Reposez-vous sur les genoux et posez votre front sur le sol puis, lentement, approchez-le de celui de papi, jusqu'à ce que les sommets de vos têtes se touchent légèrement. Laissez vos bras reposer sur les côtés, les paumes des mains tournées vers le ciel.

Reposez-vous là quelques instants, en respirant ensemble. Concentrez-vous complètement sur le souffle. Fermez les yeux et mettez votre conscience dans l'espace entre vos sourcils. En inspirant, imaginez que vous ouvrez une fenêtre dans l'espace entre vos sourcils et laissez entrer le souffle pour qu'il se répande dans tout votre corps.

En expirant, laissez le souffle se ralentir et devenir plus doux, et observez-le sortir de l'espace entre vos sourcils. Continuez à vous reposer là pendant quelques respirations, en vous concentrant sur le souffle qui entre et sort par l'espace entre vos sourcils.

« Comment vous sentez-vous ?

– J'ai la chance d'avoir un grand-père qui fait du yoga.

– J'ai l'impression que tout s'est dissout dans le souffle. »

LES BIENFAITS :

Cette posture est calmante. Elle crée un sentiment d'harmonie et d'union. La concentration sur l'espace entre les sourcils développe notre intuition et notre connaissance innée.

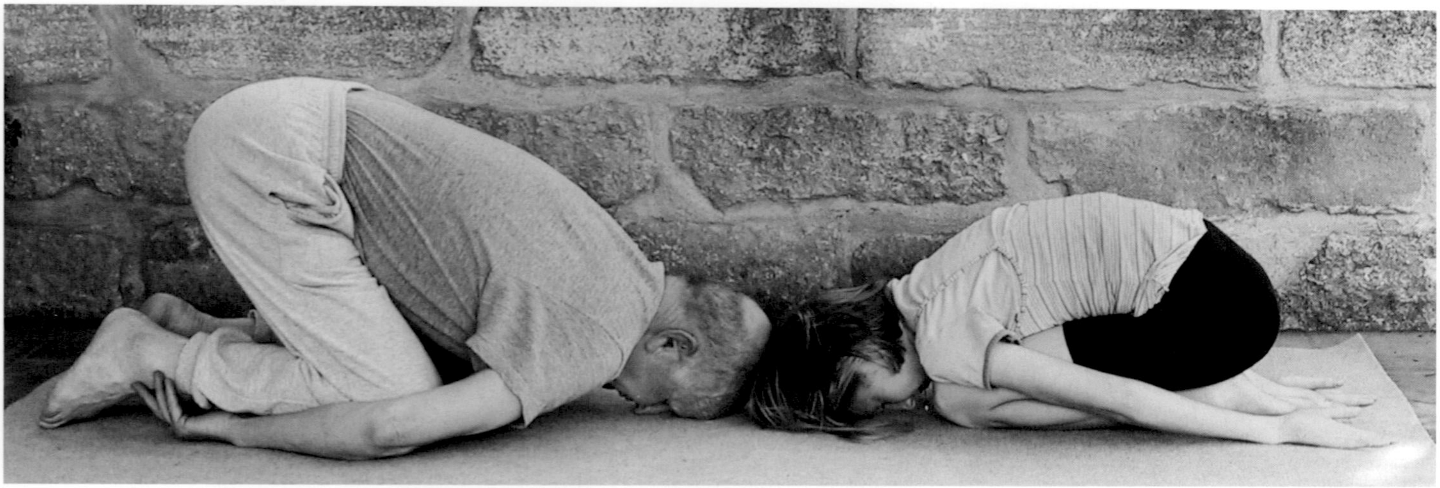

Contemplation

Imaginez être réuni avec quelqu'un que vous aimez. Concentrez-vous sur le plaisir que vous ressentez. Maintenant, laissez l'image de l'être aimé se dissoudre et éprouvez le sentiment de plaisir et d'amour qui surgit de votre cœur.

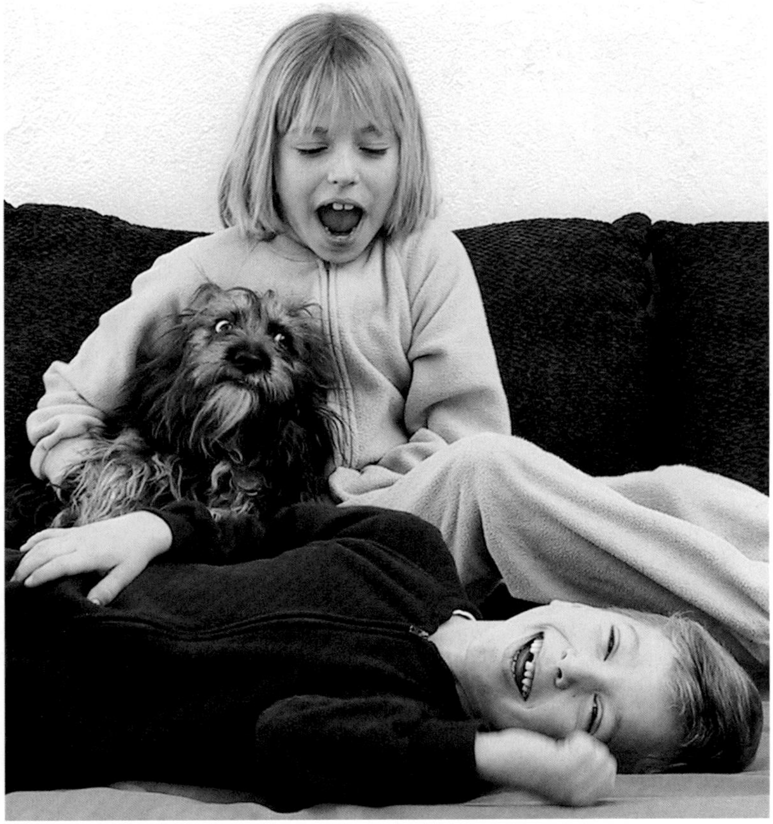

« Allons-nous lire une histoire avant de nous coucher ?
– Mmmm… Faisons plutôt le yoga des beaux rêves. »

CHAPITRE 6
BEAUX RÊVES

Préparez-vous à un sommeil profond et reposant en finissant la journée ensemble.

« Soyez silencieux. Le silence révèle les secrets de l'éternité. »
Tao Te Ching

Lorsque le jour rencontre la nuit, c'est le moment de changer de vitesse. Cette relaxation du soir et ces étirements lents montrent comment ralentir le rythme à la fin d'une journée très occupée et se préparer à trouver un sommeil profond. Avec ces exercices à faire à l'heure du coucher, nous apprendrons à utiliser le souffle pour détendre le corps et nous ferons l'expérience que, lorsque le souffle ralentit, l'esprit devient calme. Par une série de postures rajeunissantes et de techniques de respiration qui apaisent le système nerveux et calment l'esprit, nous découvrirons un état paisible qui est notre véritable nature. Vous pouvez guider vos enfants dans cette série d'exercices, ou les pratiquer en famille. Il peut en effet être particulièrement bénéfique pour les enfants et les parents de les faire ensemble, ce qui leur permettra d'aller au-delà des rôles et des modèles quotidiens, et de se relier plus profondément. Maman et papa peuvent également trouver du plaisir à faire ces exercices ensemble, après que les enfants sont allés au lit.

La posture du bâton

Asseyez-vous dos à dos avec votre partenaire et étendez vos jambes devant vous. Inspirez profondément et sentez votre dos s'élargir contre celui de votre partenaire, tandis que vos têtes se touchent légèrement.

En inspirant, laissez le souffle descendre à travers vos jambes et jusque dans vos pieds. En expirant, sentez le souffle remonter le long de votre colonne vertébrale, ce qui vous donne l'impression de grandir. Continuez à respirer de cette façon pendant trois respirations profondes.

Imaginez que vos jambes sont des bâtons qui s'allongent à chaque inspiration. Sentez votre colonne vertébrale s'étirer à chaque expiration.

« Que ressentez-vous ?

– Je sens mes jambes devenir droites comme des bâtons.

– Je me sens grandir à travers la tête et les pieds en même temps. »

LES BIENFAITS :

La posture du bâton ouvre les articulations des genoux, étire les jambes et allonge la colonne vertébrale. Elle développe également la capacité de respirer profondément et augmente la concentration. Cette posture simple d'échauffement unit le corps, l'esprit et le souffle, ce qui est un des buts principaux du yoga.

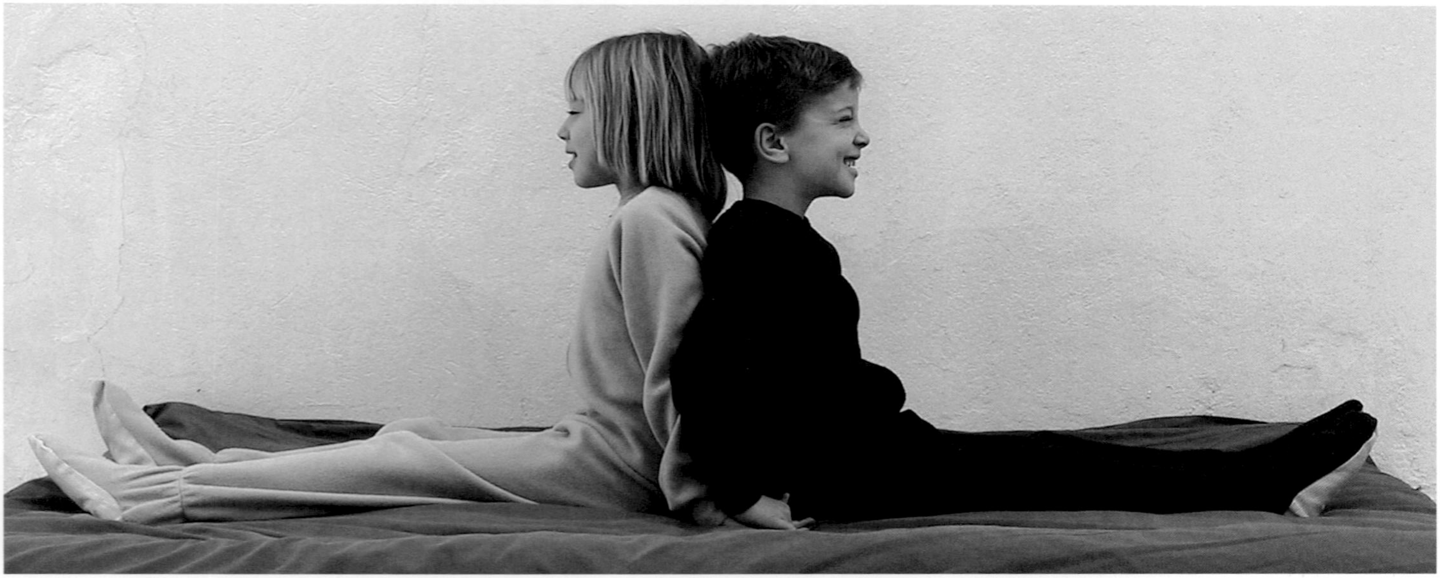

LE TRANSAT

Partenaire n° 1 : asseyez-vous, les jambes étendues devant vous.

Partenaire n° 2 : allongez-vous sur le dos, vos hanches touchant le bas du dos de votre partenaire et l'arrière de vos jambes reposant contre le haut de son dos ainsi que de sa tête.

Inspirez profondément et sentez le souffle se répandre à travers votre corps, jusque dans vos jambes et vos pieds. Sur l'expiration, laissez tous vos muscles se ramollir et imaginez que vous vous enfoncez dans le tapis. Sentez comment cette posture inverse la circulation du sang dans votre corps, permet à votre cœur de se reposer et vous met dans un état de grande sérénité.

Reposez-vous ainsi aussi longtemps que vous voulez, puis échangez vos positions et répétez la posture.

« Comment vous sentez-vous ?

– Mes jambes me semblent légères comme des plumes.

– Ses jambes font une chaise confortable pour mon dos. »

LES BIENFAITS :

La posture du transat repose le cœur et opère un drainage lymphatique dans les jambes. Elle rajeunit le corps et calme l'esprit. Cette position inversée fait disparaître le poids soutenu par les jambes, tonifie les organes internes, prépare le corps et l'esprit à un sommeil profond.

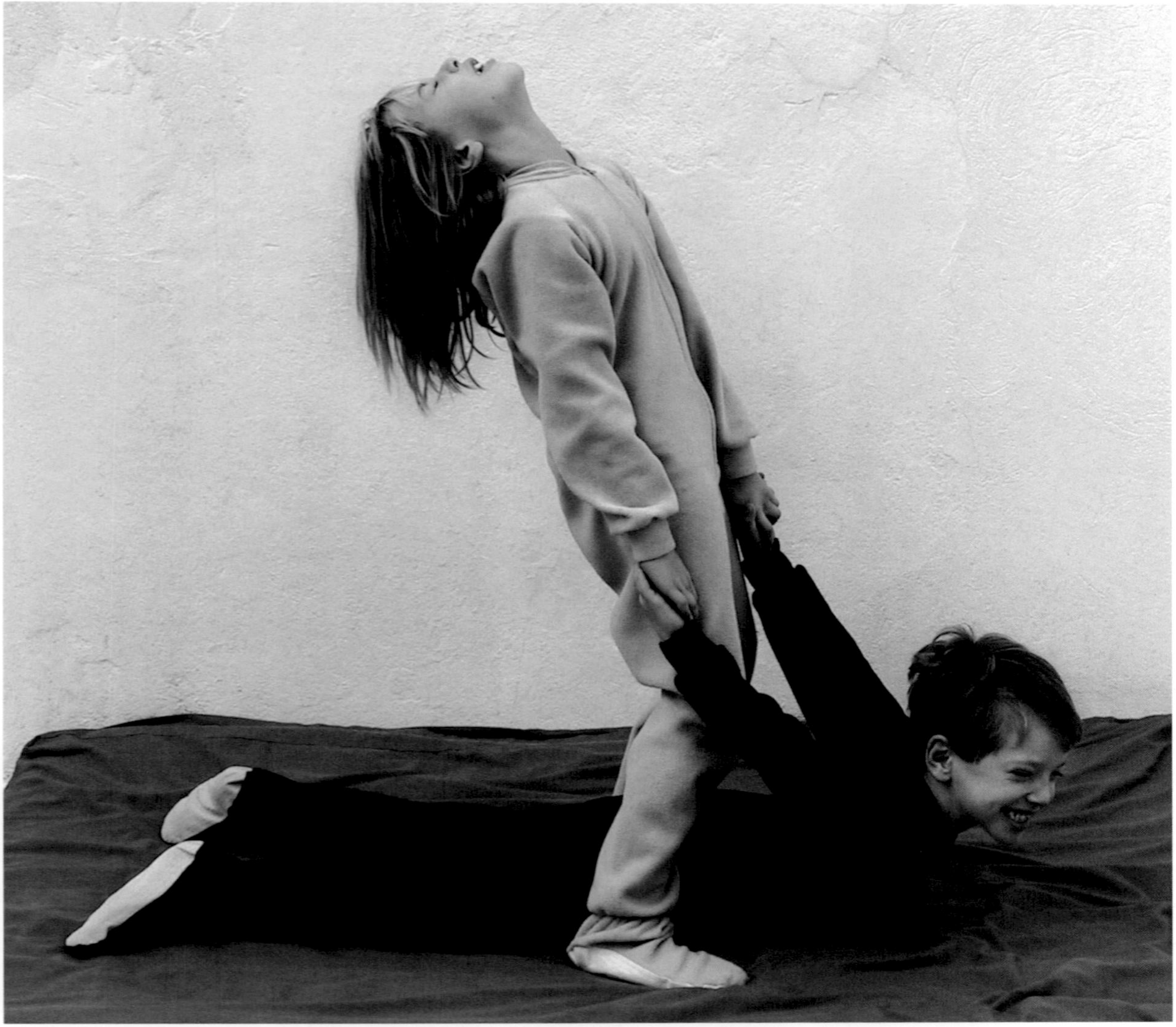

Les tortues endormies

Partenaire n° 1 : asseyez-vous sur les talons, le front sur le tapis, et reposez-vous ainsi dans la posture de l'enfant.

Partenaire n° 2 : montez avec précaution sur le dos de votre partenaire. Vos genoux reposant doucement sur son dos, placez vos mains sur ses épaules et penchez-vous lentement en avant pour poser votre front sur le haut de son dos.

Fermez les yeux et reposez-vous dans cette posture pendant quelques respirations. Alors que vous respirez ensemble, détendez-vous complètement. Inspirez profondément et observez le souffle se répandre tout le long de votre colonne vertébrale. Concentrez-vous sur votre coccyx pendant un moment. Puis, expirez longuement et visualisez le souffle remontant tout le long de votre colonne vertébrale et sortant par le sommet de votre tête.

Continuez ainsi pendant quelques respirations profondes, en vous immergeant de plus en plus profondément dans le souffle.

« Que ressentez-vous ?

– Quand je me concentre sur le souffle, tout le reste disparaît.

– Je sens que je plonge de plus en plus profondément à l'intérieur de mon souffle. »

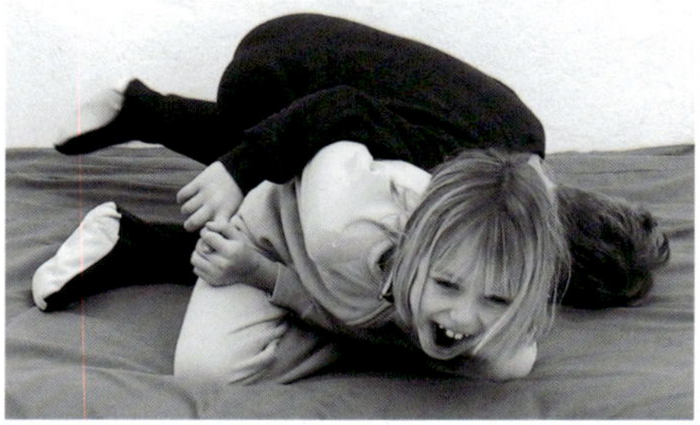

Quand vous êtes prêt à sortir de la posture, vous pouvez très doucement dégringoler sur le tapis. Si vous voulez, répétez la posture de la tortue, en inversant les positions.

LES BIENFAITS :

C'est une version avec partenaire de la posture de l'enfant. On fera attention en cas de douleur aux genoux et on abandonnera la posture. La pratique de cette posture avec un partenaire permet à la personne en dessous de s'étirer plus profondément. Elle est nourrissante sur les plans émotionnel et affectif pour les deux partenaires. C'est une très bonne contre-posture à pratiquer après avoir fait une extension arrière.

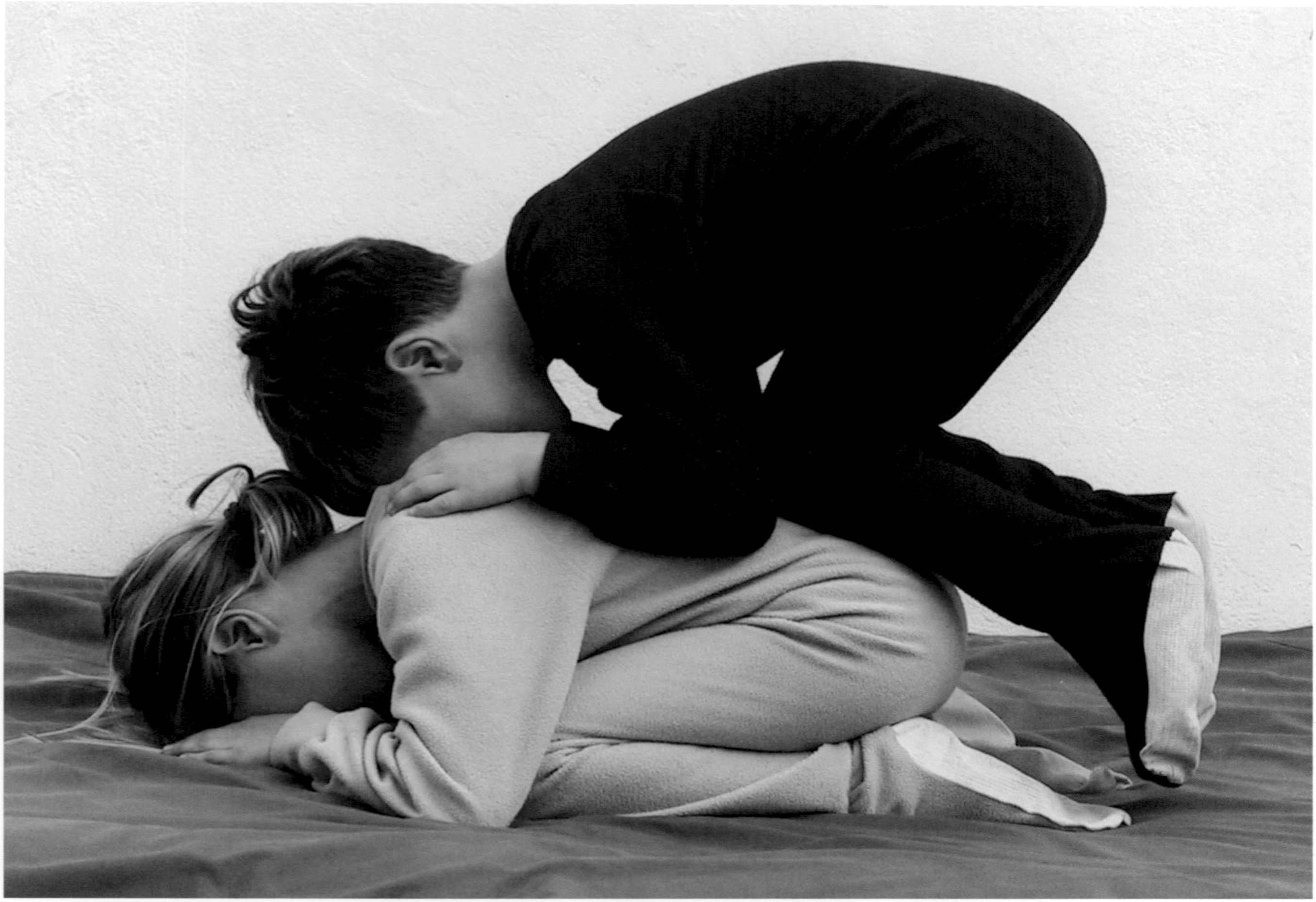

LA CIGOGNE

Tenez-vous contre le mur, à environ un mètre de votre partenaire. Tournez-vous maintenant pour lui faire face. Tenez-vous bien droit, avec les pieds joints.

Lentement, penchez-vous en avant et levez en arrière la jambe qui est la plus loin du mur. Essayez de maintenir votre jambe alignée avec votre dos et votre tête. Continuez à vous pencher en avant, jusqu'à ce que vous puissiez facilement placer vos mains sur les épaules de votre partenaire. Maintenant, faites se toucher très doucement le sommet de vos têtes.

Restez là, en respirant ensemble. À chaque inspiration, sentez le souffle descendre jusque dans votre pied.

Concentrez-vous sur le souffle pour lui permettre de se répandre complètement dans votre jambe levée et de la rendre plus légère. À chaque expiration, sentez le souffle soulever votre jambe un peu plus haut.

« Que ressentez-vous ?

– J'ai l'impression que le souffle soulève ma jambe.

– C'est comme si on était deux cigognes qui se racontent des secrets. »

Quand vous êtes prêt, expirez en descendant lentement votre jambe. Maintenant, échangez vos positions et répétez la posture, avec l'autre jambe.

LES BIENFAITS :

Cette posture développe l'équilibre et la concentration, fortifie les jambes et accroît la coordination.

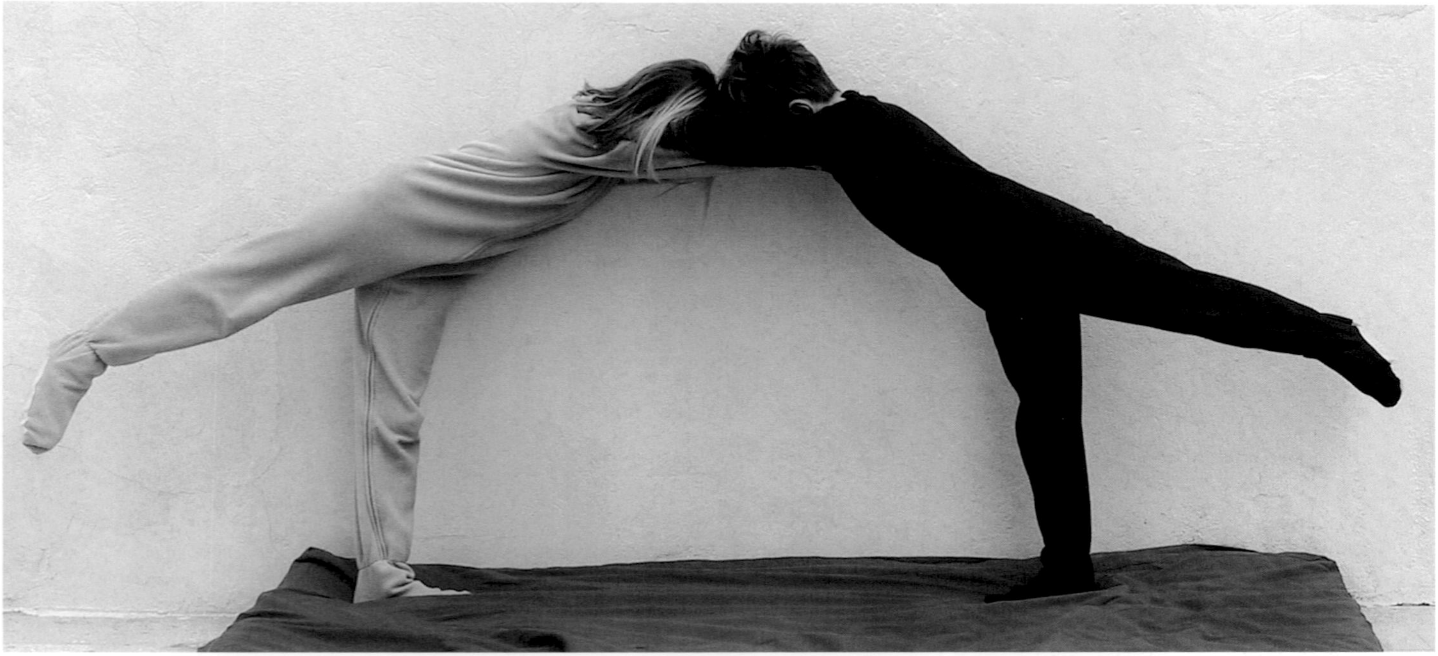

LES FLEURS MURALES

Tenez-vous le plus près possible du mur. Levez le bras du côté du mur et prenez la main de votre partenaire. Gardez la main au niveau du sommet de la tête et laissez l'extérieur de votre bras et de votre jambe reposer contre le mur ; cela vous aidera à garder l'équilibre pendant que vous soulevez la jambe opposée, pliez le genou et tenez votre cheville avec l'autre main.

En vous tenant ainsi en équilibre, inspirez et faites descendre le souffle dans votre jambe ainsi que votre pied. Imaginez que vous avez des racines qui pénètrent profondément dans la terre. Restez dans la posture aussi longtemps que vous voulez, puis lâchez lentement le bras et la jambe, inversez les positions et essayez la posture avec l'autre jambe.

« Comment vous sentez-vous ?

– C'est facile de trouver son équilibre et de rester longtemps dans la posture.

– J'imagine que je suis un tournesol qui grandit contre le mur. »

LES BIENFAITS :

Cette posture tonifie les muscles des hanches, des jambes et des pieds. Elle améliore également la posture du corps et maintient l'esprit gai et léger.

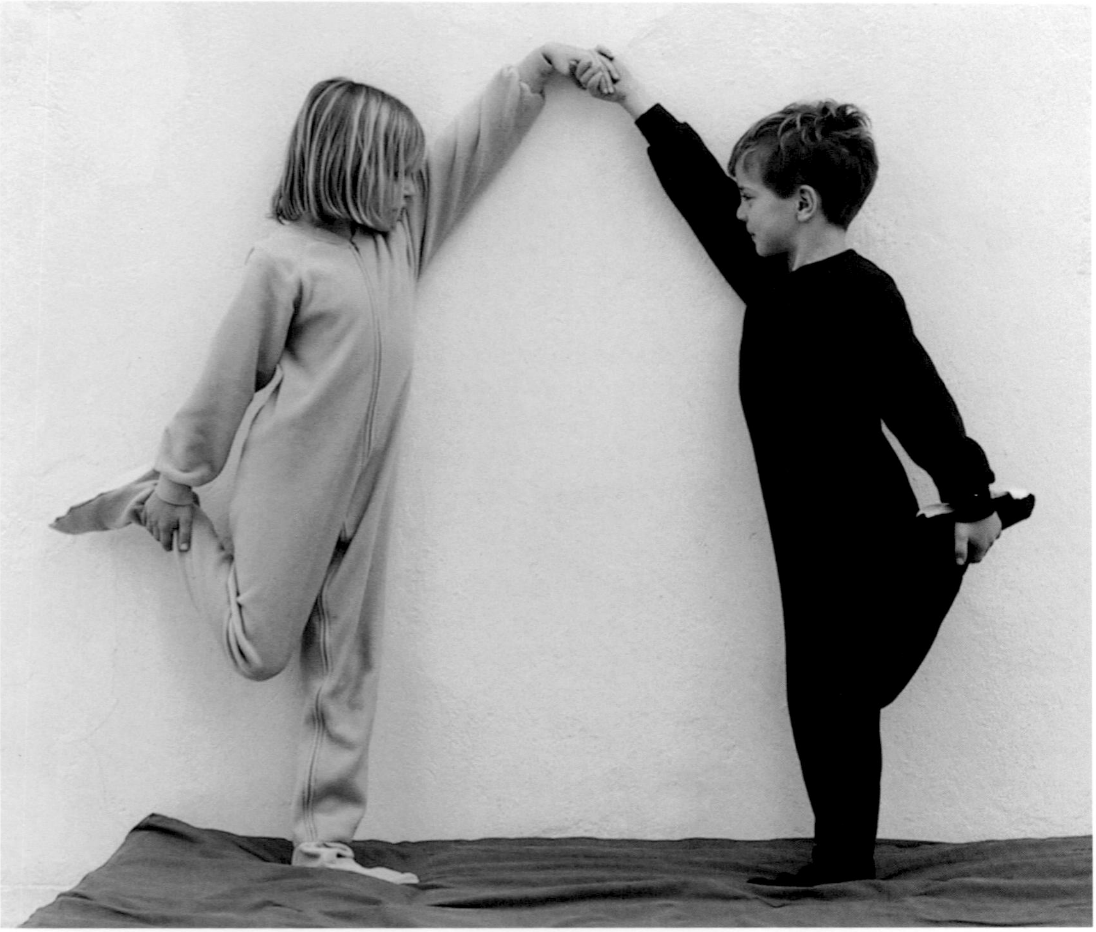

LE DUO DE DANSEURS

Tenez-vous debout face à votre partenaire. Soulevez le bras le plus proche du mur et prenez la main de votre partenaire. Gardez la main au niveau du sommet de la tête : cela vous aidera à conserver l'équilibre pendant que vous soulevez la jambe opposée, pliez le genou et tenez votre cheville avec l'autre main.

Tout en restant ainsi en équilibre, inspirez et faites descendre le souffle dans votre jambe ainsi que dans votre pied. Imaginez que vous avez des racines qui pénètrent profondément dans la terre.

Restez ainsi pendant quelques respirations profondes, puis lâchez lentement le bras et la jambe, inversez les positions et essayez la posture avec l'autre jambe.

« Comment vous sentez-vous ?

– Quand nous nous concentrons, nous pouvons nous aider à trouver l'équilibre.

– On a l'impression de danser en silence. »

LES BIENFAITS :

Cette posture développe l'équilibre, la concentration et l'attention. Elle équilibre également le système nerveux, rend le dos et les jambes plus souples.

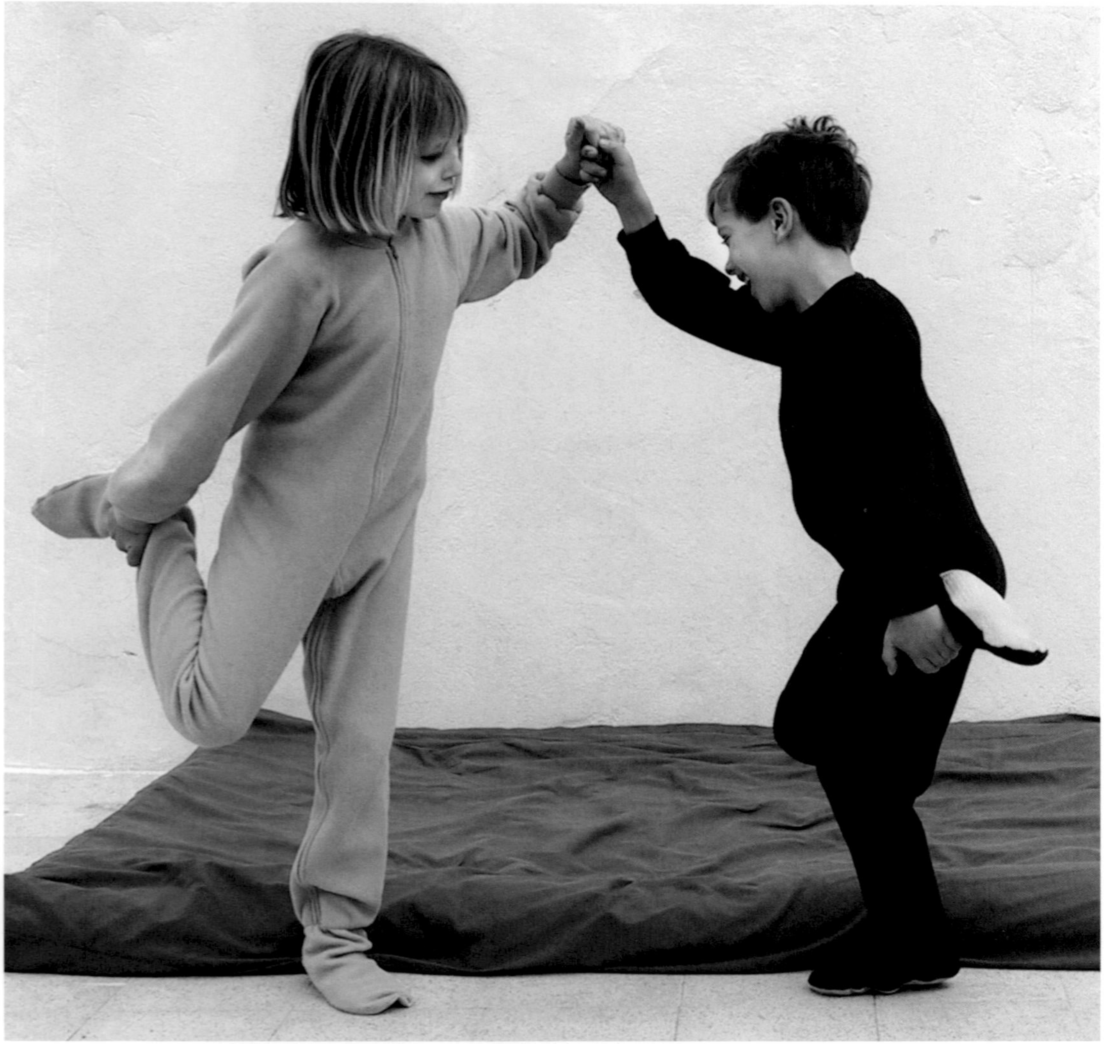

Les danseurs dos à dos

Tenez-vous dos à dos avec votre partenaire, un pied près du mur. Sur l'inspiration, levez au-dessus de la tête le bras qui ne touche pas le mur, en le tendant autant que possible, et tenez la main de votre partenaire. En expirant, laissez l'extérieur de l'autre bras et de la jambe reposer contre le mur : cela vous aidera à garder votre équilibre pendant que vous levez la jambe près du mur, pliez le genou et tenez votre cheville avec la main.

Tout en restant ainsi en équilibre, inspirez et faites descendre le souffle dans votre jambe ainsi que dans votre pied. Imaginez que vous avez des racines qui pénètrent profondément dans la terre.

Restez dans la posture aussi longtemps que vous voulez, puis lâchez lentement le bras et la jambe, inversez les positions et essayez la posture avec l'autre jambe.

« Comment vous sentez-vous ?

– C'est plus facile de respirer profondément dans ma poitrine.

– J'ai l'impression que nous nous aidons mutuellement à grandir. »

LES BIENFAITS :

Cette posture ouvre les articulations des épaules, permet à la poitrine de s'ouvrir davantage, équilibre le système nerveux, augmente la concentration, rend le dos et les jambes plus souples.

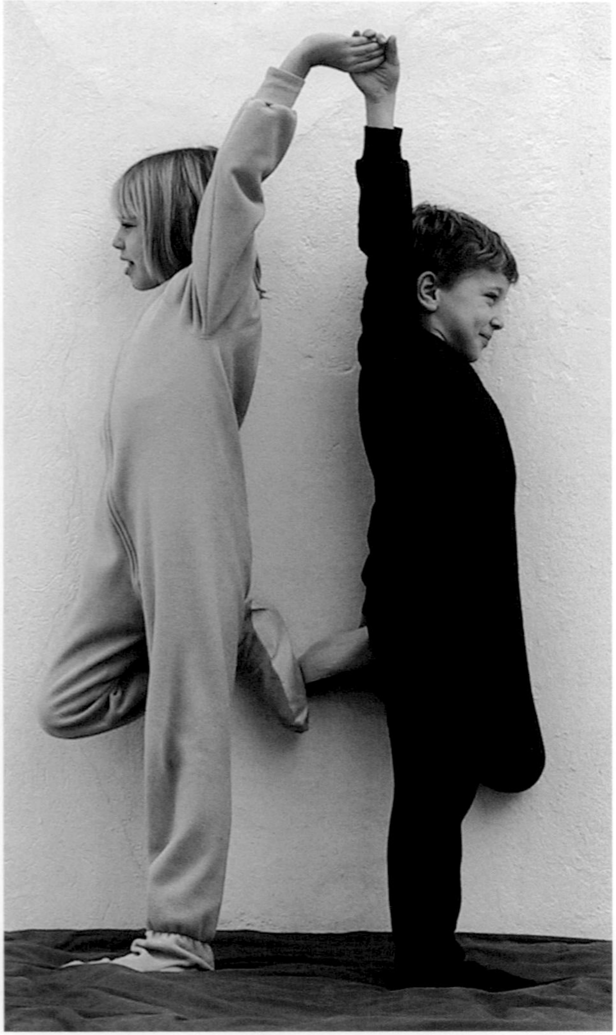

LA MÉDITATION

Asseyez-vous dans une position confortable, jambes croisées. Posez le dos des mains sur vos genoux et laissez le pouce et l'index se toucher doucement.

Fermez les yeux et inspirez profondément. Visualisez le souffle entrant par le sommet de votre tête et descendant tout le long de la colonne vertébrale. Maintenant, concentrez-vous sur le coccyx pendant quelques instants. Sur l'expiration, visualisez le souffle remontant par chaque vertèbre dans votre colonne vertébrale et sortant par le sommet de votre tête.

Continuez ainsi pendant trois respirations. À chaque expiration, laissez le souffle devenir plus doux, plus lent et plus subtil. Maintenant, commencez à vous concentrer sur l'espace entre chaque respiration. Inspirez profondément, puis concentrez-vous sur l'espace subtil avant l'expiration. Expirez longuement, et concentrez-vous sur l'espace silencieux avant l'inspiration. Continuez ainsi et descendez de plus en plus profondément dans l'espace subtil et silencieux entre chaque respiration. Restez là aussi longtemps que vous voulez, en appréciant ce profond silence.

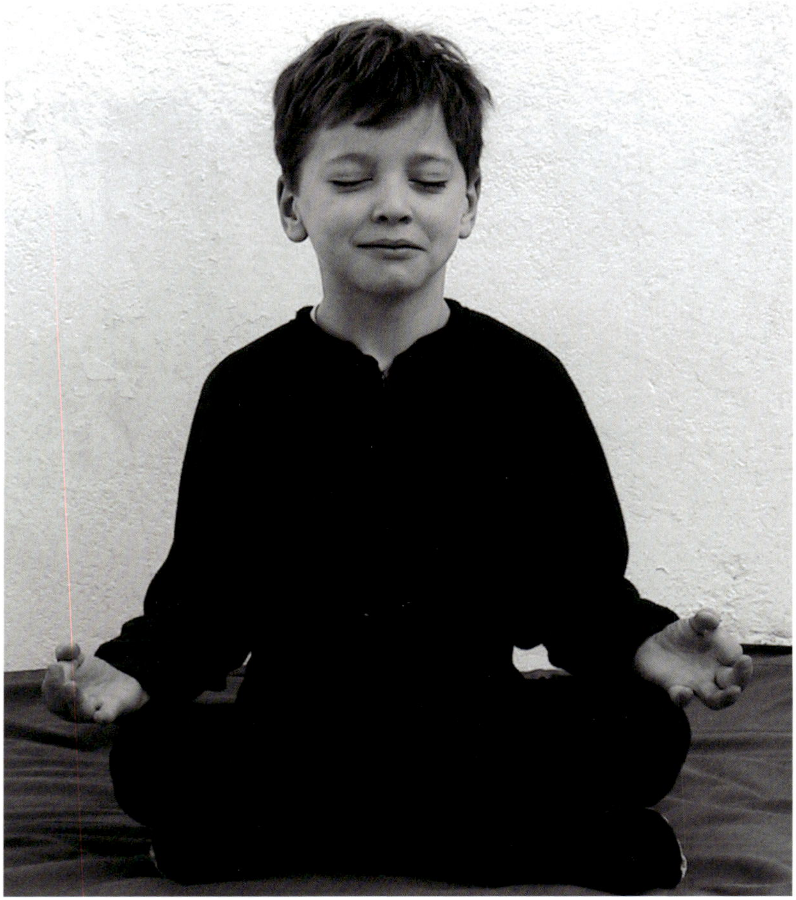

DOUX RÊVES

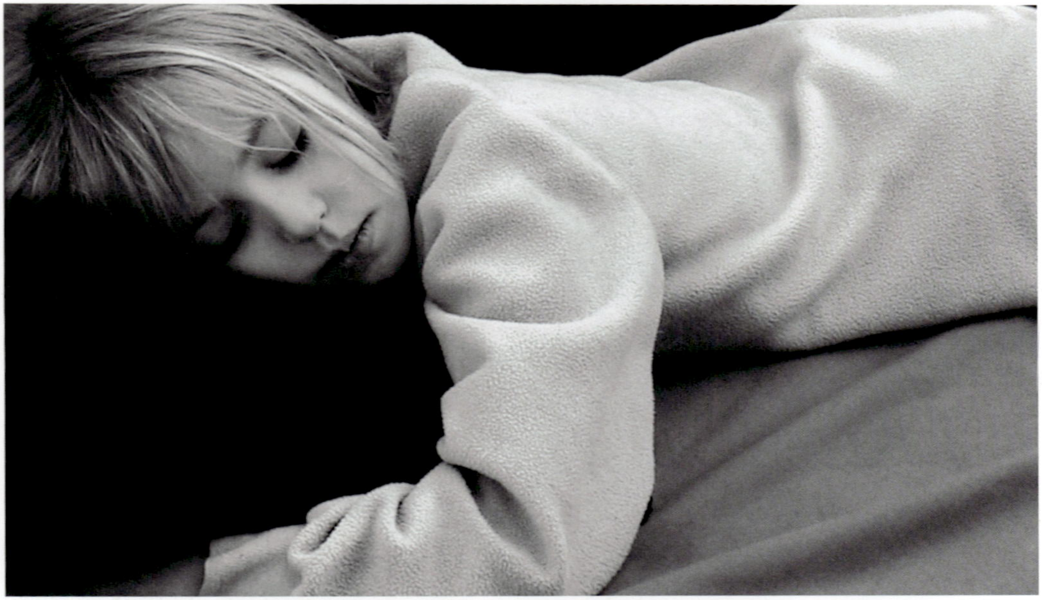

« Je rêve d'un gentil cobra rieur qui rampe jusqu'en haut d'un grand clocher pour enseigner au monde entier comment être heureux et aimable. »

Contemplation

Concentrez-vous sur le moment où vous vous endormez, le moment où vous glissez de l'état d'éveil à celui du sommeil. Il n'y a aucune pensée, aucun travail, aucun souci. Reposez-vous ainsi quelques instants, en appréciant ce calme.